Annette Kerckhoff, Michael Elies, Marion Eckert

Die Jugendfibel

Annette Kerckhoff, Michael Elies, Marion Eckert

DIE JUGENDFIBEL

Ein Gesundheitsbuch

KVC|VERLAG

KVC Verlag
NATUR UND MEDIZIN e. V.
Am Deimelsberg 36, 45276 Essen
Tel.: (0201) 56305 70, Fax: (0201) 56305 60
www.kvc-verlag.de

Kerckhoff, Annette; Elies, Michael; Eckert, Marion
Die Jugendfibel – Ein Gesundheitsbuch

Wichtiger Hinweis: Für Angaben über Dosierungsanweisungen und Applikationsformen kann vom Verlag keine Gewähr übernommen werden. Jede Dosierung oder Applikation erfolgt auf eigene Gefahr des Benutzers.

ISBN 978-3-945150-86-3
© KVC Verlag – NATUR UND MEDIZIN e.V., Essen 2017
© Fotos: Werner Mayer

Gestaltung: eye-d Designbüro, Essen
Druck: Union-Betriebs GmbH, Rheinbach

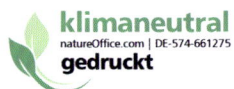

Inhalt

X

Die Jugend ist eine Zeit mit ganz eigenen gesundheitlichen Herausforderungen: Das Wachstum und die Hormonumstellungen führen zu Veränderungen und nicht selten auch zu Beschwerden, die zwar meist vorübergehend sind, aber dennoch belastend sein können.

Mit diesen Beschwerden und der Frage, welche naturheilkundlichen und homöopathischen Maßnahmen es gibt, um sie zu behandeln, was man selber tun kann und wann man zum Arzt gehen muss, befasst sich unser Buch.

Es ist für alle geschrieben, die mit der Gesundheit von Jugendlichen zu tun haben: Eltern, Kinder- und Jugendärzte, Erzieher, Lehrer – und natürlich auch die Jugendlichen selbst. Wir haben unser Wissen aus der naturheilkundlichen Praxis und unsere Erfahrungen mit Gesundheitsveranstaltungen mit Jugendlichen an Schulen zusammengetragen, um nicht nur wirksame, sondern vor allem für diese Altersgruppe im Alltag umsetzbare Empfehlungen zu liefern.

Kenntnisse über naturheilkundliche und homöopathische Anwendungen müssen erworben und die Anwendungen geübt werden. Beides wird über Vorbilder und im Alltag vermittelt. Erforderlich ist eine häusliche Situation, die es leicht macht, die entsprechenden Maßnahmen kennen zu lernen und umzusetzen. Besonders wichtig für Jugendliche ist ein „niedrigschwelliger" Einstieg, bei dem die Eltern das Feld vorbereiten – den duftenden Badezusatz auf den Wannenrand legen, die Wärmflasche selbst verwenden, einige Kräutertees im Küchenschrank stehen haben, Zwiebelhustensaft und Ingwertee zubereiten. Da die Pubertät ohnehin nicht eine Zeit überschwänglicher Danksagung an die Eltern ist, heißt es hier: durchhalten und dranbleiben.

Wir versichern Ihnen: Auch wenn Ihr Kind bei einem Wickel die Nase rümpft, den Tee nur halb austrinkt und die grünen Smoothies stehen lässt, werden Ihre Angebote langfristig dazu führen, dass es später von sich aus wieder darauf zurückkommt. Erfahrungsgemäß dann, wenn es ausgezogen ist, alleine wohnt, bei Erkältung oder Bauchweh eine unkomplizierte Erstmaßnahme sucht – und sich an die Anwendungen von früher erinnert.

Unsere Empfehlungen lassen sich in mehrere Gruppen einteilen:

- Naturheilkundliche Selbsthilfe-Tipps, z. B. Wasseranwendungen, Entspannungsverfahren, Allgemeinmaßnahmen, Hausmittel etc.; sie alle lassen sich leicht umsetzen.
- Empfehlungen zur Ernährung
- Anwendungen, die im weiteren Sinne mit Körperpflege zu tun haben, z. B. Fußbäder und Körperöle.
- Schließlich finden sich eine ganze Reihe von homöopathischen oder pflanzlichen Arzneimitteln und arzneilichen Anwendungen. Arzneimittel – welcher Art auch immer – bitte immer mit dem Kinder- und Jugendarzt absprechen!

Ein wichtiger Bereich neben der naturheilkundlichen Selbsthilfe ist die „Gesundheitskompetenz". Jugendliche wachsen nach und nach in die Selbstverantwortung hinein, auch im gesundheitlichen Bereich, das heißt, im Hinblick auf ihre Gewohnheiten. Dieser Prozess muss von Erwachsenen begleitet und unterstützt werden, mit Energie, Zeit und Geld. Jugendliche brauchen Eltern, die für hochwertige Kosmetik oder Unterwäsche in die Tasche greifen, die Sportkurse heraussuchen, ihren Kindern die Möglichkeit geben, selber zu kochen (auch wenn danach die Küche verwüstet ist) und sich nicht zu sehr über Heilerdespuren oder sonstige Experimente im Bad ärgern.

Deshalb unsere Bitte: Machen Sie es Ihren Kindern leicht. Unterstützen Sie sie in ihrer Entwicklung. Investieren Sie, auch wenn nicht alles angenommen wird. Das gehört dazu. Bleiben Sie dran. Bieten Sie weiter an. Gehen Sie auf Vorschläge Ihrer Kinder ein. Geben Sie ihnen Gelegenheit, auszuprobieren und das für sich auszuwählen, was passt.

Eine solche individuell passende Auswahl von naturheilkundlichen Anwendungen und „gesunden Gewohnheiten" kann man sich vorstellen wie kleine Inseln, die im emotionalen Meer der Pubertät auftauchen können und sich sehr gut in den sonstigen Lebenswandel, wie auch immer er aussieht, integrieren. Bei dem einen Jugendlichen ist es vielleicht ein „Roll-On" für die Handtasche, der nächste hat ein homöopathisches Arzneimittel, das ihm gut tut. Die Pubertät ist eine Zeit der Ambivalenzen, hier ist alles gleichzeitig möglich. Heute Wurstbrote essen und morgen veganen Aufstrich machen, heute Schafgarbentee und morgen Alkaseltzer nach der Party, heute Demo gegen Tierversuche und morgen Haarefärben, morgens Gesichtswasser ansetzen und es danach komplett vergessen, den einen Tag Saftfasten und den nächsten Tag Süßigkeiten-Orgie. Genau das ist ja das Schöne an der Jugend: die Fülle des Lebens in all seinen Facetten.

Gesundheitskompetenz basiert auf Wertschätzung, Autonomie, Lebensfreude, Spaß am Selbermachen, Neugierde und Offenheit.

Unser Buch basiert auf dem Ratgeber für Jugendliche *Pickel, Pille, Piercing*, der 2005 erstmals erschien und seit Kurzem vergriffen ist. Die Erfahrungen mit und Rückmeldungen zu der ersten Auflage sind in dieses neue Buch eingearbeitet worden. Hinzu kommen die Erkenntnisse aus einem studentischen Projekt an der Hochschule für Gesundheit & Sport, Technik & Kunst zum „Gesundheitsverhalten von Jugendlichen", die in diese überarbeitete Neuauflage einfließen.

Namentlich genannt seien hier Pia Fakner, Lisa Dick und Philipp Wellhöfer, die Studienarbeiten über komplementärmedizinische Therapien zu Indikationen im Jugendalter geschrieben haben, hier u. a. zu Depressionen, Schulangst, Frühstücken etc.

Viel Spaß bei der Lektüre – und übrigens: Die Empfehlungen dürfen auch von Erwachsenen umgesetzt werden!

Naturheilkundliche Selbsthilfe

In diesem Buch geht es vor allem um naturheilkundliche Selbsthilfe. Gemeint sind Behandlungsstrategien aus der Natur – Ernährung, Wasser, Heilpflanzen – und andere Möglichkeiten der Selbstbehandlung aus der „sanften Medizin". Sie fördern die Selbstheilungskräfte des Körpers. Diese Methoden können bei leichten Erkrankungen ausschließlich, bei schwereren Erkrankungen unterstützend eingesetzt werden – aber bitte stets in Absprache mit dem Arzt.

Übrigens: Therapieverfahren aus dem Bereich der „sanfteren Medizin", die zusätzlich zur so genannten „Schulmedizin" angewandt werden, sind unter Jugendlichen durchaus beliebt und verbreitet. Bereits 2002 ergab eine Studie der amerikanischen University of Rochester, dass über die Hälfte von 361 befragten Jugendlichen zwischen 14 und 19 Jahren in den vorangegangenen sechs Monaten derartige Verfahren eingesetzt hatte, und zwar Mädchen ebenso wie Jungs. An erster Stelle standen Massage, Heilpflanzen, Vitamine und spezielle Sportübungen, gefolgt von therapeutischen Verfahren wie Osteopathie, Nahrungsergänzung, Homöopathie und Akupunktur.

Man muss Selbsthilfestrategien, die auch ohne medizinische Vorkenntnisse umgesetzt werden können, von Verfahren, die von einem ausgebildeten Therapeuten angewendet werden, unterscheiden. Die wichtigsten Methoden der Selbsthilfe, die in diesem Buch eine Rolle spielen, haben wir im Folgenden kurz zusammengefasst.

Unsere Tipps für Sie

Akupressur

Bei der Akupressur können durch Drücken und Massieren bestimmter „Energiepunkte" auf der Hautoberfläche Fernwirkungen auf andere Körperteile oder den gesamten Körper erzielt werden. Wenn man die Stellen kennt, ist das sehr praktisch: Seinen Körper und seine Finger hat man immer dabei.

Aromatherapie

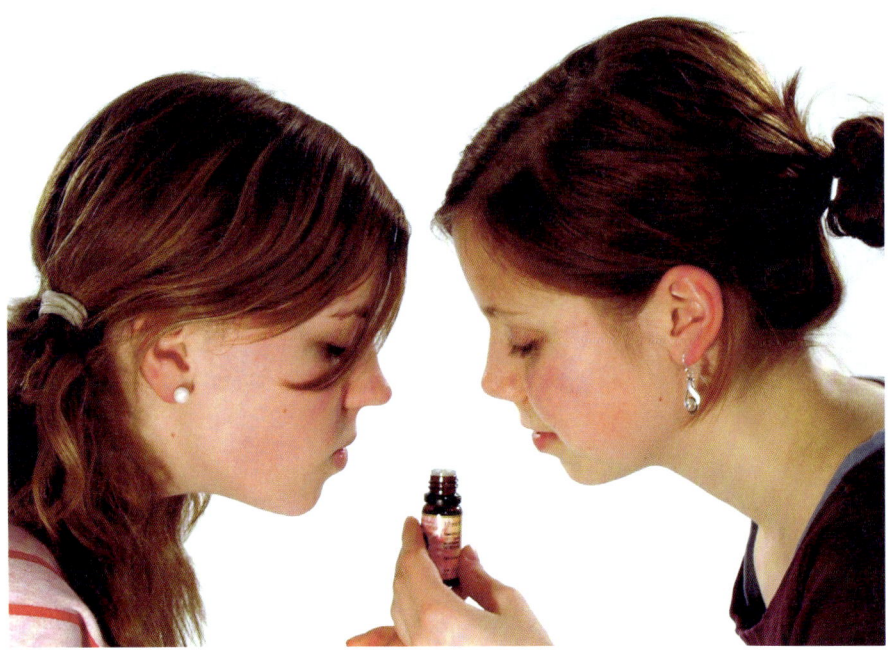

Die Aromatherapie setzt naturreine ätherische Öle ein. Ätherische Öle sind Bestandteile von Heilpflanzen, die extrahiert, konzentriert und in der Regel verdünnt verwendet werden. Diese Öle – achten Sie beim

Kauf auf die Bezeichnung „naturrein"! – werden über Haut und Schleimhäute aufgenommen und haben aufgrund ihrer Inhaltsstoffe eine Wirkung auf den Gesamtorganismus und die Gemütsverfassung.

Beispiele: Rosmarinöl wirkt bei niedrigem Blutdruck, Lavendelöl entspannt, Pfefferminzöl ist gut gegen Kopfschmerzen und Teebaumöl gegen Pilzerkrankungen.

Nicht übertreiben! Nie das reine Öl anwenden und immer erst auf eine allergische Reaktion testen, indem man einen Tropfen des Öls in die Beuge des Ellenbogens einreibt. Bei einer allergischen Reaktion rötet sich die Stelle und juckt.

Die ätherischen Öle nicht einnehmen! Sie sind für die äußerliche Anwendung gedacht.

Homöopathie

Die Homöopathie ist ein eigenes Therapiesystem und nicht mit der Naturheilkunde oder der Pflanzenheilkunde zu verwechseln. Für die Homöopathie muss man umdenken. In der „normalen" Medizin wird Krankheitsbeschwerden entgegengewirkt: Bei Durchfall wird ein stopfendes Mittel gegeben, bei hohem Blutdruck ein blutdrucksenkendes Mittel usw. In der Homöopathie dagegen wird nach Samuel Hahnemann (1755–1843) „Ähnliches mit Ähnlichem behandelt". Das bedeutet, dass man etwa bei Durchfall ein Mittel – allerdings in potenzierter Form (verdünnt und verschüttelt) – gibt, das in seiner reinen Form beim Gesunden ebenfalls Durchfall erzeugen würde. Das Arzneimittel hat also nicht primär den Zweck, den Durchfall zu heilen, sondern den Körper dabei zu unterstützen, gegen den Durchfall aktiv zu werden. Umgangssprachlich spricht man hier von einer Anregung der „Selbstheilungskräfte".

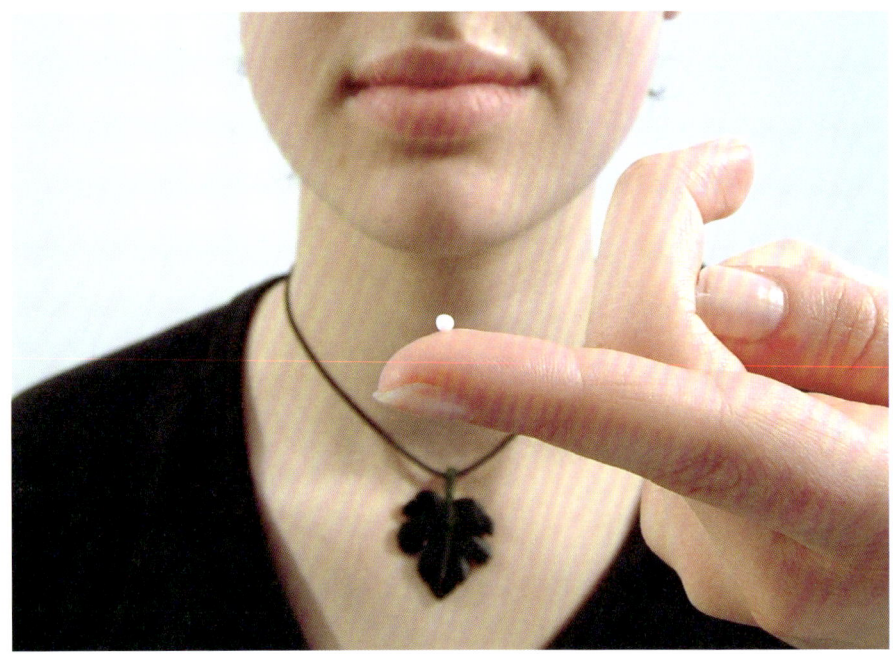

Homöopathische Arzneimittel werden vor allem als Streukügelchen (Globuli) angeboten. Es gibt sie aber auch als Tabletten, Tropfen und in Salbenform.

Auch wenn die kleinen Kügelchen harmlos aussehen – es handelt sich um Arzneimittel, also bitte keine Experimente! Homöopathische Arzneimittel werden in der Regel individuell ausgewählt, man kann sie also nicht einfach an andere weitergeben.

Hinweise zur Einnahme

- Drei Kügelchen auf die Hand geben und direkt in den Mund nehmen.
- Die Kügelchen nicht herunterschlucken, sondern unter die Zunge legen oder in die Wangentasche schieben, bis sie aufgelöst sind.

- Eine viertel Stunde vor und nach der Arzneimitteleinnahme nichts in den Mund nehmen (also nicht essen, nicht trinken, keine Bonbons oder Kaugummis).
- Die Arzneimittel vor Licht und Hitze geschützt aufbewahren.
- Viele homöopathische Ärzte gehen davon aus, dass bestimmte Stoffe die Wirkung der homöopathischen Arzneien beeinträchtigen oder verhindern (antidotieren) können. Daher empfehlen sie ihren Patienten, während der Einnahmezeit auf koffeinhaltige Getränke (z. B. Kaffee, Cola) sowie auf Pfefferminz- und Kamillentee zu verzichten. Ebenso raten sie, Präparate, die Kampfer, Menthol oder andere ätherische Öle enthalten (z. B. Erkältungsbäder, Hustenbalsam, Minz-Kaugummis, mentholhaltige Zahnpasta) zu vermeiden.

Homöopathische Mittel beeinträchtigen die Wirkung anderer Arzneimittel nicht. Das heißt, man kann sie parallel zu allen verordneten Medikamenten einnehmen.

Schüßler Salze

Jeder Körper enthält Mineralsalze, damit die Körperzellen funktionieren. Wenn es zu einem Mangel an bestimmten Mineralsalzen kommt, kann dies Beschwerden nach sich ziehen. Der Oldenburger Arzt Dr. Wilhelm Heinrich Schüßler (1821–1898) verordnete potenzierte Mineralsalze, um die Zellen anzuregen, wieder mehr eigene Mineralsalze zu produzieren und weiterzuverarbeiten. Potenziert bedeutet, dass die Mittel – wie homöopathische Arzneimittel – bei ihrer Herstellung stufenweise verdünnt und verrieben werden. Sie werden vor allem als Milchzuckertabletten angeboten, die man dann in die Wangentasche schiebt und dort langsam zergehen lässt. Bei Milchzuckerunverträglichkeit wird auf die gleichen Mittel als homöopathische Globuli ausgewichen. Diese bestehen nämlich aus laktosefreiem Zucker.

Pflanzenheilkunde

Die Pflanzenheilkunde oder Phytotherapie umfasst die Vorbeugung und Behandlung von Krankheiten und Befindensstörungen durch Pflanzen, Pflanzenteile und deren einfache Zubereitungen. Die Pflanzenheilkunde ist die älteste Form der Arzneitherapie überhaupt, und auch die modernen Medikamente sind häufig chemisch nachgebaute und im Labor hergestellte Pflanzenstoffe.

In diesem Gesundheitsbuch werden Heilpflanzen als Bestandteile von zahlreichen Tees genannt.

J1 – Die Jugenduntersuchung

Zwischen dem 12. und 15. Lebensjahr kann man eine Jugenduntersuchung beim Kinder- und Jugendarzt, beim Allgemeinmediziner oder Facharzt für Innere Medizin durchführen lassen. Hier werden zunächst Größe, Gewicht und Blutdruck gemessen. Dann werden die Funktionen des Körpers geprüft, beispielsweise werden Herz und Lunge abgehorcht und der Bauch abgetastet. Der Arzt macht einen Seh- und einen Hörtest. Möglicherweise wird Blut abgenommen, um mithilfe von Blutwerten noch mehr über den Gesundheitszustand zu erfahren: Erniedrigte Eisenwerte können z. B. eine Müdigkeit erklären.

Nach dieser Untersuchung werden die Impfungen kontrolliert. Sehr wichtig ist eine intakte Impfung gegen Wundstarrkrampf (Tetanus). Daneben werden manche Impfungen aufgefrischt bzw. neue Impfungen in Erwägung gezogen.

Für Impfungen ist die Einwilligung der Eltern erforderlich. Daher ist es ratsam, wenn Sie Ihr Kind zur J1 begleiten.

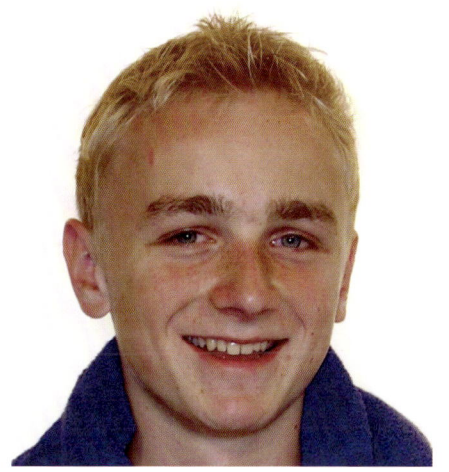
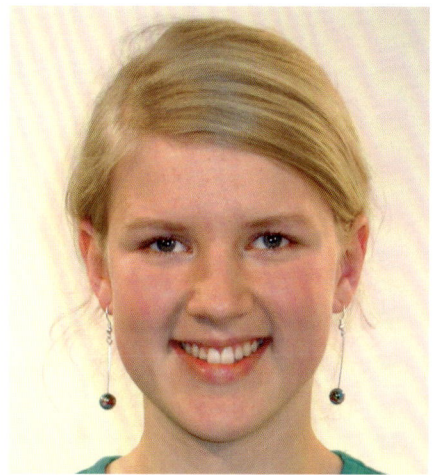

Infos für Jugendliche

Bei der Untersuchung hast du die Möglichkeit einer Beratung zu Fragen, die dich persönlich interessieren. Wenn du schon einmal beim Arzt bist – und oft ist es ja der Arzt, der dich seit Jahren kennt – dann frage alles, was dir auf dem Herzen liegt. Auch über Symptome, die dich beunruhigen, über Sexualität, Genussmittelkonsum, was dir so einfällt. Manchmal möchte man ja auch wissen, ob eine bestimmte Entwicklung „normal" ist oder ob sich eine Krankheit dahinter verbirgt. Das können Schmerzen sein, schlechte Träume, ein großer Leberfleck oder juckende Hautstellen, aber vielleicht auch die Entwicklung deines Körpers im Bereich der Geschlechtsorgane.

Ärzte unterliegen der Schweigepflicht. Wenn du es nicht möchtest, dürfen sie deinen Eltern nichts sagen – außer, wenn dein Leben in Gefahr ist.

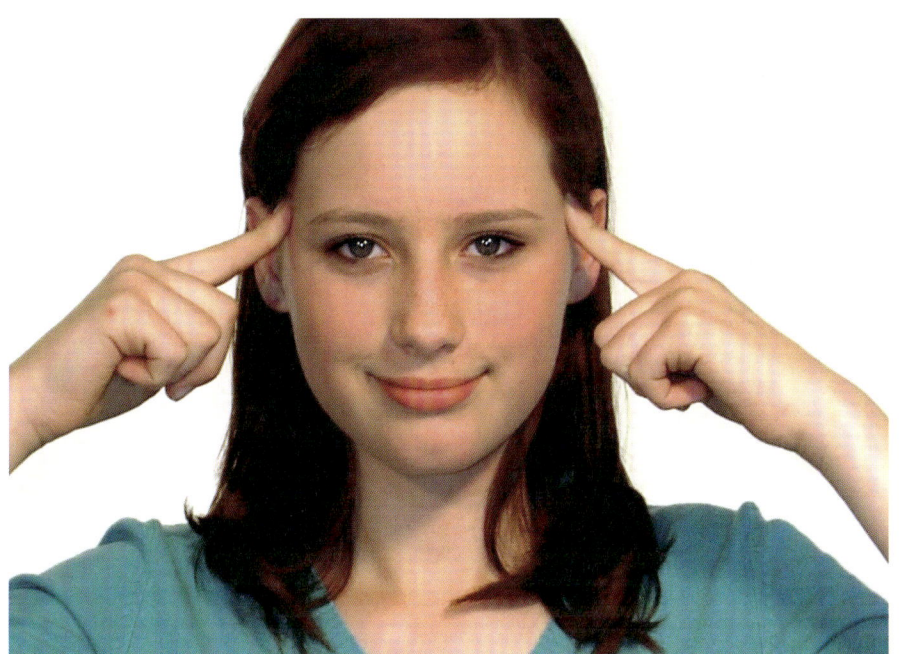

Kopfschmerzen

Kopfschmerzen zählen bei uns zu den häufigsten gesundheitlichen Problemen von Jugendlichen. Fast die Hälfte der Kinder und Jugendlichen im Alter von drei bis 17 Jahren geben an, dass sie innerhalb von drei Monaten schon einmal Kopfschmerzen hatten. Die Häufigkeit nimmt mit dem Alter zu. Betrachtet man die unterschiedlichen Kopfschmerzarten, leiden 7,5 % der sieben- bis 14-jährigen Kinder und Jugendlichen an Migräne, 18,5 % an Spannungskopfschmerzen. Bei 27 %

können die Kopfschmerzen nicht genau eingeordnet werden. Kopfschmerzen sind ein Symptom, ein Krankheitszeichen, keine Krankheit selbst. Daher ist es sehr wichtig herauszufinden, warum sie entstehen.

Es gibt eine ganze Reihe von Ursachen, an die man bei Kopfschmerzen im Jugendalter denken sollte. Von Kopf zu Fuß:

• Nicht korrigierte Sehschwäche oder falsche Brillenstärke können Kopfschmerzen verursachen. Wenn Ihr Kind schlecht sieht oder Brillenträger ist, dann sollten Sie auch daran denken, einmal beim Augenarzt oder Optiker die Augen überprüfen zu lassen.

• Eine Zahnspange kann – über den Einfluss auf die Kopfknochen und Kiefergelenke – zu Schmerzen führen, die sich im Kopf ausdehen. Wenn die Kopfschmerzen vor allem nach einem Besuch beim Kieferorthopäden auftreten, könnte es daran liegen. Wichtig: Wenn es gar nicht besser wird, nochmal zum Kieferorthopäden gehen.

• Chronische Nasennebenhöhlenentzündungen können zu Kopfschmerzen führen. Manchmal bemerkt man die eigentliche Entzündung gar nicht, sondern hat nur ein dumpfes Gefühl im Kopf, fühlt sich angeschlagen und schnell erschöpft. Ein guter Test dafür, ob die Nasennebenhöhlen betroffen sind, ist, sich vorneüber zu beugen und den Kopf hängen zu lassen. Bei einer Nasennebenhöhlenentzündung tut das weh. Aber auch, wenn man bei diesem Test keine Schmerzen hat und sich andere Ursachen für Kopfschmerzen nicht finden, ist es ratsam, einmal beim HNO-Arzt vorbeizuschauen und die Beschwerden abklären zu lassen.

• Nackenverspannungen, Blockaden der Halswirbel sind ebenfalls häufige Ursachen für Kopfschmerzen. Das kann besonders leicht passieren, wenn man beispielsweise sehr viel am Computer sitzt.

• Was wenige wissen: Auch eine Verstopfung, also ein Darmproblem, kann zu Kopfschmerzen führen. Das ist zwar meistens eher bei älteren Leuten der Fall, aber auch für Jugendliche ist ratsam, viel zu trinken und sich anzutrainieren, in aller Ruhe und regelmäßig auf die Toilette zu gehen, am besten morgens vor der Schule.

- Stichwort trinken: Eine häufige Ursache für Kopfschmerzen ist, dass man zu wenig trinkt. Gerade wenn man viel unterwegs ist, kann das leicht passieren.
- Rauchen und Alkohol führen zu Kopfschmerzen. Den berühmten Kater – Kopfschmerz, Reizbarkeit, Erschöpfung – lernt vermutlich fast jeder früher oder später kennen. Aber auch Zigaretten verursachen Kopfschmerzen.
- Auch die Pille kann Kopfschmerzen verursachen. Neu auftretende Kopfschmerzen können also auch damit zu tun haben. Bitte mit dem Frauenarzt/ der Frauenärztin besprechen.
- Kopfschmerzen können sogar durch Lebensmittel und Zusatzstoffe hervorgerufen werden. Folgende Lebensmittel stehen hier ganz oben auf der Liste und sollten entsprechend bei Kopfschmerzen (aber ehrlich gesagt auch ansonsten) möglichst gemieden werden: Der Geschmacksverstärker Glutamat (E 620–625, in Chips, Fertigsuppen und -soßen, Würzmischungen, chinesischen Gerichten; schwefelhaltige Zusatzstoffe (E220–E228); künstliche Süß- und Aromastoffe (z. B. Aspartam, E 951, in Light-Getränken, Kaugummi und fertigen Süßspeisen); Käse – enthält wie Schokolade die Substanz „Tyramin", die Kopfschmerzen verursachen kann.

Um der Ursache für Kopfschmerzen auf die Spur zu kommen, ist es hilfreich, ein Kopfschmerztagebuch zu führen und dort folgende Fragen zu stellen:
- Wann treten die Schmerzen auf (Wochentag, Tageszeit)?
- Wie beginnen die Kopfschmerzen?
- Wie lang halten sie an?
- Sind sie immer gleich?

- Sind sie begleitet von anderen Beschwerden (z.B. Übelkeit, Lichtscheu)?
- Werden sie bei körperlicher Aktivität stärker?

Das Ziel ist, ein Muster zu erkennen. Ein Beispiel: Die Kopfschmerzen treten immer am Wochenende auf, immer unter Stressbelastungen, nach bestimmten Mahlzeiten etc. Wenn man eine heiße Spur hat, kann man den vermuteten Auslöser meiden oder weglassen und dadurch überprüfen, ob die Kopfschmerzen nachlassen.

Kopfschmerzfragebogen für Kinder und Jugendliche
(aus: A. Kerckhoff, S. von Frankenberg: *Kopfschmerzen von Kindern*. Essen: KVC 2007)

1. Was hattest Du heute für einen Tag? Gib ihm ein Gesicht.

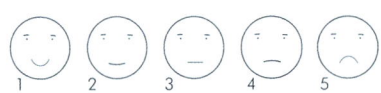

	ja	nein
2. Hast Du heute ganz, eine oder ein paar Stunden in der Schule gefehlt?	☐	☐
3. Hast Du heute etwas Besonderes erlebt?	☐	☐
a) etwas Schönes	☐	☐
b) etwas Unangenehmes, Ärgerliches wenn ja, was?	☐	☐
4. Hattest Du heute Kopfschmerzen?	☐	☐

Wenn Du heute keine Kopfschmerzen hattest, kannst Du hier aufhören.
Wenn Du Kopfschmerzen hattest, mach bitte mit der 5. Frage weiter.

5. Wie stark waren Deine Kopfschmerzen? (1 = sehr leicht, 10 = sehr stark)

Bitte die Zahl auf der Linie einkreisen: 1 2 3 4 5 6 7 8 9 10

6. Wann hattest Du Kopfschmerzen? Kreuze alle Stunden an, in denen Du Kopfschmerzen hattest.

6 7 8 9 10 11 12 13
14 15 16 17 18 19 20
21 22 23 24 1 2 3 4 5

7. Was hast Du heute wegen Deiner Kopfschmerzen unterbrochen oder ausgelassen?

	ja	nein
Schule	☐	☐
Hausaufgaben	☐	☐
Spielen, Freizeit (allein)	☐	☐
Fernsehen, Computer, Musik hören	☐	☐
Spielen, Freizeit (mit anderen)	☐	☐
Sport	☐	☐

8. Wo tat es weh? Zeichne möglichst genau ein, wo Deine Kopfschmerzen waren.

links   rechts

9. War Dir bei den Kopfschmerzen

	ja	nein
a) übel, schlecht?	☐	☐
b) schwindelig?	☐	☐
c) Musstest Du erbrechen?	☐	☐
d) Konntest Du nur schwer sprechen?	☐	☐
e) Konntest Du Arme und Beine schlecht bewegen?	☐	☐
f) Hattest Du ein komisches Gefühl in der Haut?	☐	☐

10. Hast Du heute ein Medikament gegen Deine Kopfschmerzen genommen?

	ja	nein
	☐	☐

Vervielfältigt lässt sich der Fragebogen als Tagebuch verwenden. Kopfschmerztagebücher gibt es auch beim Arzt oder im Internet (z. B. unter www.deutsches-kinderschmerzzentrum.de).

Zum Arzt,

- wenn die Kopfschmerzen plötzlich auftreten und noch nie aufgetreten sind,
- wenn es keine nachvollziehbare Ursache für die Kopfschmerzen gibt,
- wenn die Kopfschmerzen anders sind als sonst,
- wenn Allgemeinsymptome hinzukommen, z. B. Erbrechen, Kreislaufprobleme, Schwindel, Ohrenrauschen, hohes Fieber, Sehstörungen, Taubheitsgefühl im Gesicht, in den Armen oder Beinen.

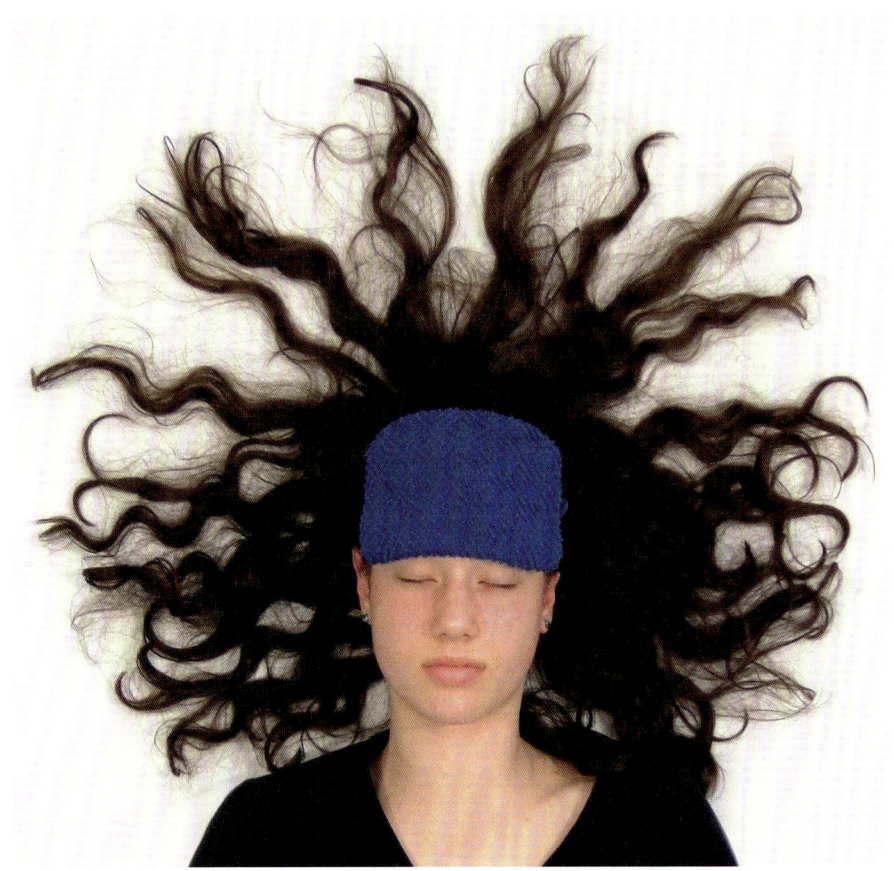

Einfache Selbsthilfe

Es gibt einige einfache Möglichkeiten, etwas gegen Kopfschmerzen zu tun:

- Die erste und einfachste Maßnahme ist Wassertrinken. Kopfschmerzen können durch Flüssigkeitsmangel verursacht sein.
- Vielleicht sind die Kopfschmerzen durch Nackenverspannungen am Rechner entstanden, wenn man gerade lange am Schreibtisch gesessen hat. Hier hilft eine kurze Schultergymnastik: Schultern hochziehen, fallen lassen, Schultern kreisen lassen.
- Oft hilft eine kurze Entspannungspause mit Kaltwasserkompresse. Das geht so: Waschlappen in kaltem Wasser tränken, auswringen. Musik ausmachen, Gardinen zuziehen, auf den Rücken aufs Bett legen, Augen schließen. Waschlappen auf die Stirn auflegen. Zehn Minuten nichts tun.
- **Tipp:** Wenn die Kopfschmerzen klopfend sind, sich der Kopf heiß und geschwollen anfühlt und einen die Kopfschmerzen plötzlich (z. B. in der Schule) überfallen, kann man auch die Unterarme unter kühles Wasser aus dem Wasserhahn halten.

Naturheilkunde & Komplementärmedizin

- Bei stressbedingten Kopfschmerzen, auch als „Spannungskopfschmerzen" bezeichnet, wie auch bei den ersten Anzeichen einer Migräne wäre an das Schüßler Salz Nr. 7 Magnesium phosphoricum zu denken. Sieben Milchzuckertabletten Magnesium phosphoriucm D6 in einer Tasse sehr heißem Wasser auflösen, umrühren, alle fünf Minuten einen Schluck trinken.
- Bei erkältungsbedingten Kopfschmerzen hilft es, einen Tropfen Pfefferminz- oder japanisches Heilpflanzenöl in die Schläfen einzureiben. Der Kältereiz des in dem Öl enthaltenen Menthols blockiert die Nervenleitungen, die zuvor den Schmerzimpuls weitergeleitet

haben. **Achtung!** Hände danach sehr gut waschen! Nicht zu nah an die Augen kommen! Besonders gut eignen sich Roll-Ons, die es auch fertig im Handel gibt („Klarer Kopf", Primavera, Euminz). Bitte nicht während einer homöopathischen Behandlung benutzen, da man annimmt, dass das Menthol die homöopathische Arznei unwirksam macht.

- Die Wasserheilkunde kennt verschiedene Möglichkeiten bei Kopfschmerzen. Die genauen Anwendungen hängen dabei von den vorherrschenden Beschwerden ab: Mit Wasser kann man noch mehr tun – im Kasten finden sich zwei unterschiedliche Anwendungen.

Anleitung für Armbäder

Wenn der Kopf **klopft**, sich **heiß und geschwollen** anfühlt und so, als ob ein Reifen darum enger gezogen würde und wenn Kälte guttut, dann ist ein **temperaturabsteigendes** Armbad von warm nach kalt das Richtige. Man füllt dazu eine Plastikwanne (oder notfalls das Waschbecken) halb mit körperwarmem Wasser, taucht die Unterarme ein und lässt nun langsam kühles Wasser zulaufen.

Wenn der Kopf sich **leer und dumpf** anfühlt und man sich **wie betäubt** fühlt, dann ist ein **temperaturansteigendes** Armbad von kalt nach warm das Beste.

Beide Arme in Plastikwanne oder Waschbecken mit lauwarmem Wasser (34–37 Grad, also leicht unter Körpertemperatur) halten und allmählich heißes Wasser im Verlauf von 10–15 Minuten zufließen lassen, bis eine Temperatur von 40 Grad erreicht ist.

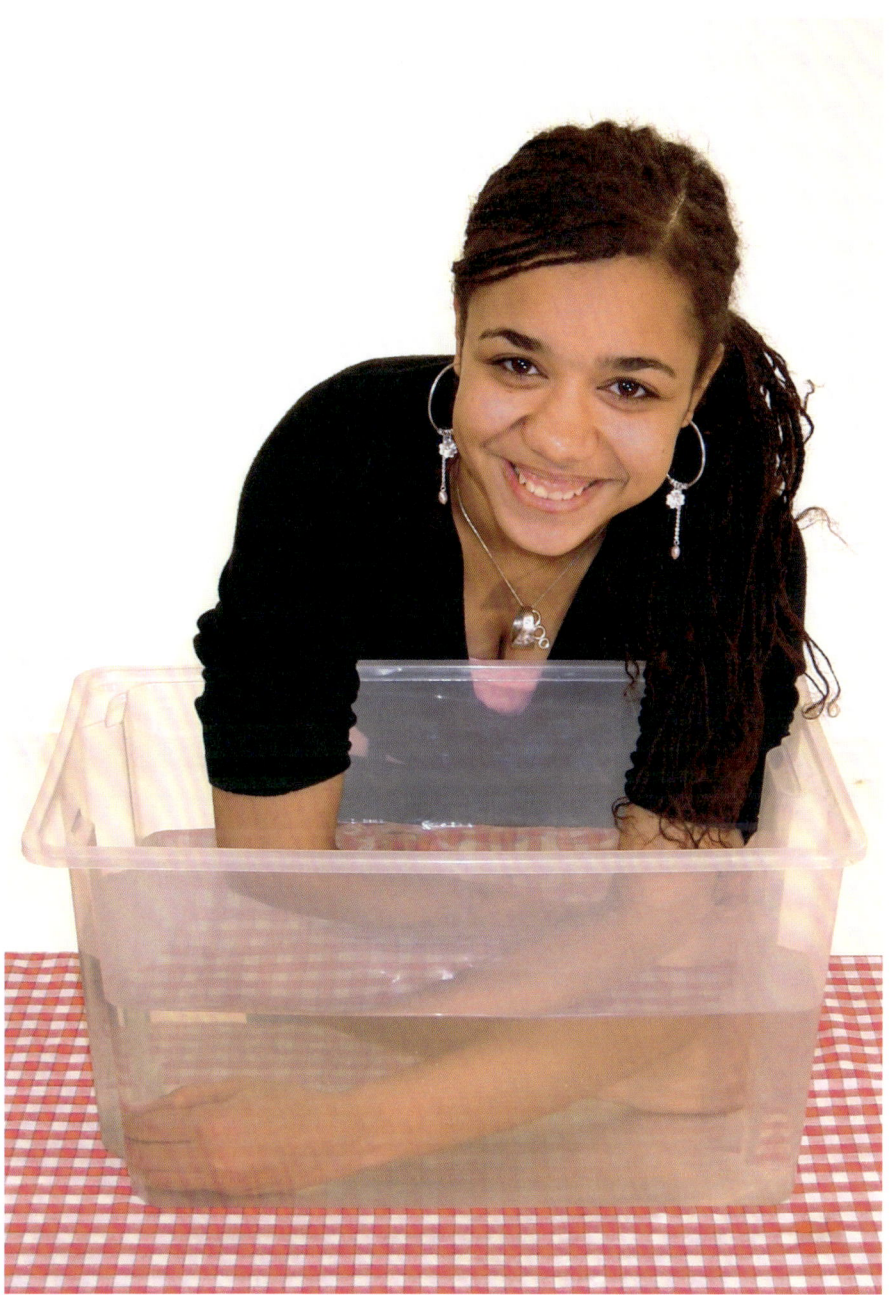

Ohren

Lärmschädigung

Unsere Welt ist laut geworden, im Vergleich zu den 1950er Jahren sogar 30-mal lauter! Die akustische Belastung durch laute Musik auf Partys oder Konzerten, auch durch lautes Musikhören per Kopfhörer ist enorm. Experten befürchten, dass jeder zehnte Jugendliche allein aufgrund der Musikhörgewohnheiten schon in jungen Jahren seine Ohren schädigt und dadurch schlechter hört.

Gemessen wird die Lautstärke in Dezibel, kurz dB oder dB(A). Nach dem Arbeitsschutzgesetz müssen Arbeitgeber ihren Beschäftigten bei einer permanenten Lautstärke von 85 dB einen Hörschutz zur Verfügung stellen. Laut eingestellte Musik auf dem Handy kann eine Lautstärke von über 100 dB haben.

Das Problem bei Hörschäden: Sind sie einmal eingetreten, kann man sie nicht mehr rückgängig machen. Lärmschäden sind nicht heilbar.

Besonders gefährlich sind plötzliche laute Geräusche – z. B. Kinderpistolen, Trillerpfeifen, Sylvesterknaller, platzende Luftballons und aufgeblasene Tüten. Eine andauernde Lärmbelästigung von „nur" 65 dB ist außerdem ein anhaltender Stressreiz für unser Nervensystem. Es kommt zu Konzentrationsstörungen, Erschöpfung, Schlafstörungen und Abfall der Leistungsfähigkeit.

Außer einem Lärmschaden haben Jugendliche auch häufig Ohrgeräusche (Tinnitus). 2015 wies das Deutsche Zentrum für Musiktherapieforschung (DZM) in Heidelberg darauf hin, dass bei Jugendlichen ab 14 Jahren Tinnitus ähnlich häufig vorkommt wie bei Erwachsenen. In den USA leiden etwa 20 % der 14- bis 18-Jährigen unter einem permanenten Tinnitus und 75 % unter einem vorübergehenden, durch Lärm verursachten Tinnitus. Experten vermuten, dass ein Drittel der Jugendlichen spätestens ab 50 ein Hörgerät braucht. Wichtig ist hier die Vorbeugung:

- Wenigstens zuhause möglichst nicht über Kopfhörer, sondern über die Anlage laute Musik hören (vorausgesetzt, die anderen Familienmitglieder und die Nachbarn ertragen es).
- Immer wieder Ruhepausen einlegen!
- Bei Ereignissen mit lauter Musik (Konzerte, Disko etc.) Ohrstöpsel tragen – vielleicht wenigstens ab und zu.
- Stress verstärkt die Anfälligkeit für einen Hörsturz. Daher liegt es nahe, sich vor einem Diskobesuch oder einem Konzert gut auszuruhen, viel zu trinken (Wasser, Saftschorle, Tee) und etwas zu essen.
- Es gibt im Internet verschiedene Lärm-Apps, mit denen man den Geräuschpegel über das Handy messen kann.

Zum Arzt

Mit den Sinnesorganen spaßt man nicht: Bei ersten Anzeichen eines Hörsturzes – plötzliche Hörminderung, dumpfes Gefühl im Ohr, Ohrgeräusche, Schwindel, Taubheitsgefühl – sofort den Hals-Nasen-Ohrenarzt aufsuchen. Wird ein Hörsturz nicht rechtzeitig behandelt, kann es zu einer dauerhaften Hörminderung bis zur völligen Taubheit kommen.

Zum Arzt sollte man auch gehen, wenn man das Gefühl hat, die anderen nicht so gut zu verstehen oder immer wieder nachfragen muss.

Naturheilkunde & Komplementärmedizin

Bei einem Hörsturz gibt es gute Erfolge durch eine auf den Einzelnen zugeschnittene Behandlung mit Homöopathie oder Akupunktur. Unterstützend können Präparate mit standardisierten Ginkgoextrakten eingesetzt werden. Die Dosierung der Präparate sollte in jedem Fall mit einem Arzt besprochen werden.

Ohrlöcherstechen

Das Wichtigste beim Ohrlöcherstechen ist, darauf zu achten, wo man hingeht. „Möglichst billig" lohnt sich hier nicht. Wenn der billige Juwelier um die Ecke schlampig arbeitet, nicht richtig trifft und die beiden Ohrlöcher nicht symmetrisch sind, zu weit unten oder oben, ärgert man sich sein ganzes Leben lang. Wenn er unsauber arbeitet, entzündet sich das Ohr, vernarbt, wächst wieder zu, von Ansteckungskrankheiten wie Gelbsucht (Hepatitis) oder AIDS mal ganz zu schweigen.

Ein seriöses Studio ist sauber, gut besucht und fragt nach der Einwilligung der Eltern, zeichnet die Ohrlöcher vorher an und gibt eine Desinfektionslösung mit nach Hause.

Sollten Sie mitbekommen, dass Ihre Tochter oder Ihr Sohn darüber nachdenken, sich Ohrlöcher stechen zu lassen, finanzieren Sie das Ganze am besten und gehen bei jüngeren Kindern auch selbst mit.

Wenn die Haut Ihres Kindes sehr empfindlich ist – trockene Stellen, rote Flecken, raue Haut, brüchige Nägel, Juckreiz, allergische Reaktionen – sollten Sie gemeinsam das Stechen von Ohrlöchern gut überlegen und einen Zeitpunkt wählen, an dem sich Ihr Kind insgesamt wohlfühlt und das Abwehrsystem nicht mit einem Infekt oder einer Krankheit beschäftigt ist.

Info für Jugendliche

Bevor man zum Ohrlöcherstechen geht, sollte man sich den Laden erst mal anschauen und am besten nicht allein hingehen. Es ist ratsam, sich vor dem Stechen genau zu überlegen, wo die Löcher hin sollen und die Stelle anzuzeichnen. Wenn einem die Punkte nicht gefallen oder sie vor allem asymmetrisch sind – genau dafür ist es gut, wenn man nicht allein hingegangen ist –, umgehend um eine Korrektur bitten, selbst wenn es einem peinlich ist.

Einfache Selbsthilfe

- Nie mit ungewaschenen Fingern ans Ohr, wenn man an den frisch eingesetzten Ohrsteckern dreht, damit sie nicht festwachsen.
- Jeden Tag desinfizieren. Hygiene ist das A und O, sonst entzünden sich die Löcher.
- Es gibt heute mehr und mehr Menschen, die empfindlich auf die Metalle der Ohrringe reagieren, insbesondere auf Modeschmuck (Nickelverbindungen). Am besten vertragen werden reines Gold und Titan. Weil das aber recht teuer ist, kann man erst versuchen, die Stecker von Modeschmuck dick mit Sprühverband einzusprühen. Dabei handelt es sich üblicherweise um hautverträgliche Substanzen.

Entzündete Ohrlöcher

Wenn die Ohrlöcher sich entzünden, sind sie rot und dick, tun weh, geben vielleicht Eiter ab oder bluten. Jetzt ist peinliche Hygiene wichtig: Hände gut waschen und am besten mit einem Desinfektionsmittel (Apotheke) desinfizieren. Ohrläppchen mit sauberen Wattepads oder sogar sterilen Kompressen und Desinfektionslösung reinigen.

Zum Arzt

Bei entzündeten Ohrlöchern ist ein Gang zum Kinder- oder HNO-Arzt sinn-voll. Oft heilen die Löcher zwar von alleine, aber grundsätzlich ist das Ohr empfindlich.

Naturheilkunde & Komplementärmedizin

Ringelblumenblüten enthalten wundheilungsfördernde Inhaltsstoffe. Bei entzündeten Ohrlöchern einen Teelöffel Ringelblumen-Tinktur mit einem viertel Liter abgekochten Wasser verdünnen. Ohr mit einem in der Lösung getränkten Wattebausch immer wieder abtupfen.

Mund, Zähne und Rachen

Entzündungen des Zahnfleisches

Bei Zahnfleischentzündungen ist das Zahnfleisch zuerst geschwollen, vor allem im Bereich zwischen den Zähnen, tut aber nicht weh. Dann treten schmerzhafte Entzündungen auf: Das Zahnfleisch schwillt weiter, wird leuchtend rot, schmerzhaft und immer empfindlicher. Bisweilen bilden sich schmerzhafte kleine Bläschen im Zahnfleisch, die weißlich belegt sind und einen roten Rand haben. Hier spricht man von „Aphthen".

Einfache Selbsthilfe

Kann es sein, dass die Zahnspange zu Druckstellen führt? Bitte beim nächsten Termin mit dem Kieferorthopäden besprechen (Zettel schreiben).

Naturheilkunde & Komplementärmedizin

- Wenn Ihr Kind schon früher empfindlich im Mund war oder die Entzündungen immer wieder kommen, kann durchaus eine Unverträglichkeit gegenüber den Füllungsmaterialien der Zahnspange vorliegen. Sprechen Sie das Thema beim Kieferorthopäden an.
- Bei Entzündungen nicht nur die Zahnbürste, sondern auch die Zahnpasta wechseln und auf mentholhaltige Zahnpasta verzichten.
- Es gibt bei Entzündungen im Mundraum mit Salviathymol ein sehr gutes pflanzliches Mittel, mit dem man verdünnt gurgeln oder den Mund ausspülen kann. Es enthält Salbeiöl, Eukalyptusöl, Pfefferminzöl, Zimtöl, Nelkenöl, Fenchelöl, Anisöl, Levomenthol (mentholhaltiges Öl) und Thymol, den Wirkstoff aus dem Thymian. Nach Packungsbeilage soll man 20 Tropfen auf ein halbes Glas Wasser geben. Für die tägliche Hygiene reichen 5 Tropfen, mehrmals täglich gurgeln, z. B. nach dem Zähneputzen. Unverdünnt für Pinselungen nehmen.

- Wer sich nicht gleich zur Apotheke aufmachen will, der hat vielleicht Salbei im Haus. Salbei ist die Pflanze für den Mundraum schlechthin, da sie durch die ätherischen Öle desinfiziert und durch die Gerbstoffe die Schleimhaut abdichtet. Also: Für einen Tee einen halben Teelöffel getrocknete Salbeiblätter mit einem viertel Liter kochenden Wasser überbrühen, zehn Minuten ziehen lassen, abseihen. Mit dem Tee gurgeln und den Mundraum spülen.
- In der Apotheke gibt es einen sehr guten Zahnfleischbalsam (Weleda Zahnfleischbalsam). Er enthält verschiedene Heilpflanzen und Mineralien.
- Bei Aphthen hilft ein homöopathisches Arzneimittel: Borax D6. Bei Bedarf alle zwei Stunden eine Tablette lutschen.
- Gegen Wunden im Mundraum hilft Myrrhetinktur. Myrrhe, ein Gummiharz aus der Rinde des gleichnamigen Baumes, gibt es auch als Zahnpulver. Wenn man die Tinktur unverdünnt im Mundraum anwendet, kann es zu einem leichten Brennen kommen, das aber nach kurzer Zeit wieder verschwindet.

Zähneknirschen

Viele Kinder knirschen (vor allem im Schlaf) mit den Zähnen – von 6–20 % ist nach Schätzungen die Rede. Mit dem Alter nimmt die Häufigkeit ab. Doch auch wenn ältere Kinder und Jugendliche mit den Zähnen knirschen oder die Zähne aufeinanderpressen (Bruxismus), ist das definitiv kein gutes Zeichen. Die Überaktivität der Kaumuskulatur ist möglicherweise ein Hinweis auf Stress, Angst oder Überforderung. Die Folge können abgeriebene Zähne oder Verspannungen sein. Natürlich gibt es Knirscherschienen, besser ist es aber, der Sache auf den Grund zu gehen. Das heißt, zu klären, warum Ihre Tochter/ Ihr Sohn das Gefühl hat, die „Zähne zusammenbeißen zu müssen". Die Aufbissschiene hilft lediglich dabei, dass die Zähne nicht im Kontakt sind und dadurch Schaden an den Zähnen verhindert wird.

Wichtig ist dann vor allem, mit dem Stress besser umzugehen. Eine pragmatische Lösung gerade für das Einschlafen wäre es, Musik zu hören, die entspannt. Es gibt auch spezielle Entspannungs-CDs für Kinder und Jugendliche mit kurzen Übungen. Da der Geschmack unterschiedlich ist, muss man sich ein wenig durchhören und das raussuchen, was einem gefällt. Immer gut und gerade für Jugendliche wichtig ist es auch, wenn sie sich abends etwas Zeit nehmen, um den nächsten Tag vorzubereiten und „runterzukommen". Grundsätzlich sollten aber auch noch andere Methoden, Stress abzubauen umgesetzt werden, am besten Bewegung und Sport.

Mundgeruch

Mundgeruch ist ein Symptom, keine Krankheit. Die Ursache muss geklärt werden. Auch wenn Mundgeruch bei anderen auffällt, sollte man ihn oder sie in einer entspannten Situation darauf hinweisen.

Wenn man insgesamt einen guten Gesundheitszustand hat, dann ist Mundgeruch aller Wahrscheinlichkeit nach auf schlechte Zahnpflege, auf Karies, Alkohol, Rauchen oder einen Besuch im griechischen Restaurant zurückzuführen.

Daneben kann es zu Mundgeruch kommen bei Fasten, Erkrankungen der Mundhöhle (Mandeln), Erkrankungen der Atemwege und des Verdauungstraktes.

Einfache Selbsthilfe

- Um eine vernünftige Mundhygiene kommt man nicht herum, da helfen auch „Zahnpflege-Kaugummis" nicht viel, denn mangelnde Zahnhygiene ist ein häufiger Grund für Mundgeruch. Ansonsten möglichst zuckerfreie Kaugummis kauen, denn manche Süßstoffe machen Kopfschmerzen. Wenn man homöopathisch behandelt wird, auf Spearmint-Kaugummis zurückgreifen. Spearmint enthält kein Menthol und verträgt sich dadurch besser mit homöopathischen Arzneimitteln.

- In diesem Buch geht es im Kapitel „Zahnhygiene" ausführlich darum, wie man die Zähne am besten putzt. Zusätzlich zum Zähneputzen kann man die Zunge mit einer weichen Zahnbürste oder einem Zungenschaber putzen.

- Wenn man immer wieder morgens einen starken Belag auf der Zunge findet, ist die Ernährung nicht optimal. Im besten Fall hat man morgens nur einen leichten Belag. Spezialisten für die Zungendiagnostik sind Ärzte und Ärztinnen der Traditionellen Chinesischen Medizin. Ganz allgemein lässt sich aber sagen, dass man, wenn die Zunge stark belegt ist, für einige Wochen auf Genussmittel, Zucker und Weißmehl verzichten, Fleisch, Käse und andere tierische Eiweiße reduzieren sollte, also vor allem pflanzlich isst – und dann schaut, ob sich der Zungenbelag verändert. Oft wird auch warme Nahrung leichter verdaut und besser vertragen.

Zum Arzt,

- bei Mundgeruch in Kombination mit Allgemeinbeschwerden wie Müdigkeit, mangelnde Leistungsfähigkeit etc.,
- bei süßlichem Mundgeruch mit großem Durst und häufigem Wasserlassen – das kann ein Hinweis auf eine Zuckerkrankheit (Diabetes mellitus) sein.

Naturheilkunde & Komplementärmedizin

Sprechen Sie den Mundgeruch beim Kinderarzt an. Er wird klären, ob es Probleme im Magen, im Darm oder mit anderen Organen geben könnte.

Liegt das Problem im Magen, hat sich die Einnahme von Heilerde, in etwas Wasser aufgelöst, bewährt. Heilerde schmeckt nach aufgelöstem Lehm, also nicht besonders gut. Die Heilerde (Luvos Heilerde innerlich) bindet die Magensäure und andere Substanzen im Magen und Verdauungstrakt, die möglicherweise für den schlechten Atem zuständig sind. Es handelt sich um eine symptomatische und allgemein entgiftende Behandlung, die Ursache wird also nicht behandelt.

Probleme mit der Zahnspange

Bei der Zahnspange kann es Probleme mit dem Zahnfleisch oder den Zähnen selbst geben. Gerade bei einer festen Zahnspange kann es zu Schmerzen an den Zähnen kommen – und zwar durch die Zahnbewegungen, die ja durch die Spange angestrebt werden. In den ersten Tagen sind daher leicht kaubare Lebensmittel empfehlenswert: Suppen, Joghurt, Nudeln, Kartoffelbrei, Griesbrei oder Smoothies. Manchmal tun auch gekühlte Getränke gut. Nach einigen Tagen sollten die Beschwerden aber abgeklungen sein, sonst bitte nochmal beim Kieferorthopäden melden. Man sollte auch wissen, dass es durch die feste Zahnspange zu einem Muskelkater bei den Kaumuskeln kommen kann. Doch auch hier gilt: Wenn es nicht besser wird, in der Praxis anrufen.

Naturheilkunde & Komplementärmedizin

Bei Druckstellen am Zahnfleisch kann Ihr Kind mit Salviathymol® N gurgeln, letztendlich muss das aber mit dem Kieferorthopäden besprochen werden, notfalls in einem „SOS-Termin".

Eine Überlegung wert ist es, im Vorfeld einer festen Zahnspange das Kiefergelenk manuell untersuchen zu lassen, um auszuschließen, dass es hier bereits Probleme gibt.

Aus naturheilkundlicher Sicht ist der Einsatz des **Bionators** interessant, einem Gerät ähnlich einer Zahnspange. Ein Bionator ist ein herausnehmbares Gerät, das locker im Mund liegt und Ober- und Unterkiefer gleichzeitig stimuliert. Er ist eine sanfte Korrekturvorrichtung.

Lippenherpes

Herpes wird durch ein Virus verursacht, das sich in die Nervenendigungen einnistet und dort immer wieder aktiviert werden kann. Das heißt: Wer einmal Herpes hatte, kann ihn immer wieder bekommen. Heißt auch: Bitte aufpassen, welche Faktoren einen Ausbruch begünstigen, weil man dann Situationen meiden oder rechtzeitig etwas tun kann. Das Herpes simplex-Virus hat ein leichteres Spiel, wenn man gerade schlapp oder erkältet ist. Stress, Ekelgefühl, Sonnenbestrahlung, bei Mädchen die Periodenblutung können ebenfalls als Auslöser wirken.

Wie läuft die Infektion ab? Nach Ansteckung kommt es nach zwei bis sieben Tagen zu Juckreiz und Spannungsgefühl an der Lippe, danach bilden sich Bläschen, erst eines, dann Grüppchen. Sie heilen nach acht bis zehn Tagen wieder ab. Herpes ist durch Küssen übertragbar.

Zum Arzt,

wenn der Herpes sich ausbreitet oder an anderen Körperstellen, beispielsweise im Geschlechtsbereich, auftritt. Dies sollte ärztlich abgeklärt werden.

Einfache Selbsthilfe

- Lieber einmal zu viel als zu wenig die Hände waschen.
- Vorbeugen und die Lippen schützen, wenn der Herpes durch Sonnenlicht ausgelöst wird. Lippenbalsam mit sehr hohem Sonnenschutzfaktor verwenden (Apotheke).
- Das einfachste Rezept gegen Lippenherpes: Windelcreme (zinkhaltig) auftragen! Das trocknet die Bläschen aus und verhindert eine weitere Verbreitung.

Naturheilkunde & Komplementärmedizin

- Die „Anti-Herpes-Pflanze" Nr. 1 ist die Melisse, da sie virenabtötend wirkt. Es gibt eine gute Salbe mit Melissenextrakt: Lomaherpan®. Auch diese Salbe kann man vorbeugend auftragen, wenn man in die Sonne geht und das Gefühl hat, dass sich Herpesbläschen ankündigen.
- Bei Ausbruch des Herpes oder auch vorbeugend als Kur ist zur Nervenstärkung – die Viren sitzen ja an den Nerven – an einen Vitamin B-Komplex aus der Apotheke zu denken. Der Stärkung des Abwehrsystems dient auch Zink (über ein viertel Jahr abends eine Tablette bzw. Dosierung nach Beipackzettel).

Eingerissene Mundwinkel

Wenn man immer wieder unter eingerissenen Mundwinkeln leidet, kann ein Nährstoffdefizit dahinter stecken. Gerade junge Mädchen haben in der Pubertät nicht selten einen zu geringen Eisenspiegel (s. auch Kapitel „Blutarmut"). Eingerissene Mundwinkel können aber auch bei einer Mangelernährung auftreten, infektiös bedingt sein etc.

Einfache Selbsthilfe

- Immer wieder etwas Honig, Sahne oder Butter auf die Mundwinkel streichen.
- Viel Wasser trinken.

Nehmen Sie die eingerissenen Mundwinkel Ihres Kindes ernst – sie können ein Symptom für Eisen- oder Vitamin B12-Mangel sein. Lassen Sie beim Arzt ein Blutbild machen. Bei Eisenmangel lesen Sie die Hinweise unter „Blutarmut", bei Vitamin B12-Mangel ist eine Ampullenkur aus der Apotheke ratsam. Für Jugendliche, die vegan oder vegetarisch essen, wird im Handel Zahnpasta mit Vitamin B12 angeboten.

Pfeiffersches Drüsenfieber

Das Pfeiffersche Drüsenfieber kommt gehäuft bei Jugendlichen oder jungen Erwachsenen vor. Die Krankheit wird durch ein Virus übertragen, die Ansteckung erfolgt durch Tröpfcheninfektion, also Anniesen, Anhusten, üblicherweise durch Küssen (wird auch als „kissing disease" bezeichnet). Die ersten Symptome (Müdigkeit etc.) treten fünf bis 21 Tage nach der Ansteckung auf. Man fühlt sich dann über den Zeitraum von einigen Tagen bis zu zwei Wochen schlapp und müde. Danach kommt es zu Fieber von 38 bis 40 Grad C und Mandelentzündung. Möglicherweise tasten Sie auch noch geschwollene Lymphknoten hinter den Ohren am Hals runter – kleine, verschiebbare, perlenartige Gebilde. Bei einer Infektion sind die Lymphknoten, die eine wichtige Rolle in der Abwehr spielen, dicker, hart und häufig schmerzempfindlich. Auch unter den Achseln oder in der Leiste können Lymphknoten anschwellen.

\\

Zum Arzt,

- bei anhaltender Müdigkeit, Fieber oder Mandelentzündung und/ oder
- bei Lymphknotenschwellungen an mehreren Körperregionen.

''

Wichtig ist – neben der Therapie durch den Arzt – Ruhe und vor allem kein Sport. Und zwar auch noch drei Tage lang, nachdem das Fieber zu Ende ist.

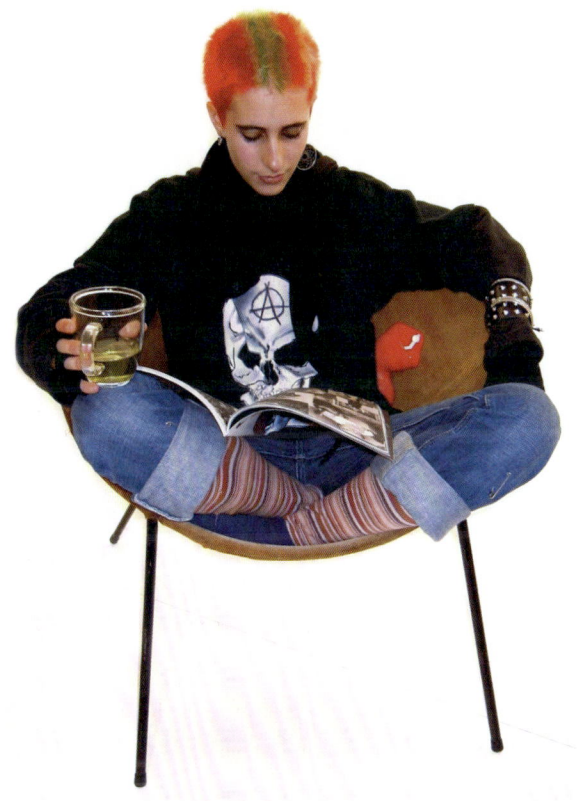

Nervensystem

Stimmungsschwankungen

Die Pubertät ist wohl derjenige Lebensabschnitt, in dem man seinen Gefühlen am meisten ausgeliefert ist. Nie sonst ist der Mensch so sensibel und verwundbar, gleichzeitig so schutzlos wie in diesen Jahren. Nicht umsonst bezeichnet der bekannte Pädagoge Jens-Uwe Rogge diesen Lebensabschnitt als „Hummerjahre" (wenn ein Hummer seinen Panzer ablegt, ist er besonders schutzlos, bis ihm ein neuer Panzer gewachsen ist). Die starken Gefühle, die vielen Anforderungen, auch die wachsende Erkenntnis, was in dieser Welt alles schiefläuft, gleichzeitig aber das Gefühl, selbst kaum etwas verändern zu können, außerdem der Alltagsstress zuhause – all das ist schon eine anstrengende Kombination.

Neben den Veränderungen des Hormonsystems ist es aus biologischer Sicht vor allem der Umbau des Gehirns, der mit Stimmungsschwankungen einhergeht.

In einer online-Umfrage der Zeitschrift Bravo haben über 1000 Jungs und Mädchen angegeben, dass sie Stimmungsschwankungen haben und davon genervt sind. Man ist gut drauf, dann wieder am Boden zerstört. Es gehen einem nicht nur die anderen auf die Nerven, sondern auch man selber, das ewige Auf und Ab – und alles extrem. Von Goethe gibt es ein berühmtes Gedicht, in dem es heißt: „Himmelhochjauchzend – zu Tode betrübt". Weiter geht das Gedicht „Glücklich allein ist die Seele, die liebt." Wer liebt, wer Gefühle hat, der fährt auch mal mit diesen Gefühlen Achterbahn, der leidet mehr an der Welt draußen. Und in der Pubertät ist das besonders so.

Einfache Selbsthilfe
- Was jeder tun kann, ob jung oder alt – in allen stressigen Situationen: einmal tief durchatmen.

- Es ist wichtig herauszufinden, was einem guttut und was das Stimmungsbarometer wieder nach oben treibt. Rückschläge und Enttäuschungen sind leider im Leben unvermeidlich. Gerade über die Gefühle von anderen haben wir keine Kontrolle, also zum Beispiel, ob sie uns mögen oder vielleicht sogar stärkere Gefühle erwidern. Dann ist es gut, wenn man etwas hat, was man selber tun kann, was einem Spaß macht und guttut. Vielleicht muss man einfach raus und sich im Sport abreagieren. Oder man greift zum Telefon und erzählt alles seiner besten Freundin. Andere Menschen wieder wollen einfach ihre Ruhe haben und für sich sein. Und natürlich hilft ab und zu auch eine große Chipstüte und ein DVD-Abend, um mal den Rest der Welt zu vergessen.

- Es ist immer gut, Hilfe bei Gleichgesinnten zu suchen und sich jemandem anzuvertrauen. Manchmal sieht man den Ausweg nur nicht. Aber es gibt immer eine Lösung, auch wenn etwas schief gelaufen ist, auch wenn man etwas verbockt hat. Das muss Ihr Kind wissen.

- Tiere sind manchmal die einzigen, die einen zu verstehen scheinen. Für Tiere muss man ruhig sein. Und klar. Sie sind da. Auch für einen selber. Vielleicht ist das ja was für Ihr Kind – reiten, mit einem Hund aus der Nachbarschaft gassigehen, ein eigenes Tier. Allerdings ist das dann wirklich eine Aufgabe, denn Tiere dürfen nicht unter den eigenen Launen leiden und machen außerdem viel Arbeit.

- Vielleicht etwas altmodisch, aber sehr sinnvoll: Tagebuchschreiben. Einfach mal alles aufschreiben, auf Papier oder im Rechner, was einen beschäftigt. Gedichte schreiben. Malen. Im Internet braucht man nur „Gedichte" und „Jugendliche" eingeben und kommt auf tolle Texte. Von den raps und poetry-slams, die man auf youtube findet, mal ganz abgesehen.

\\........

Info für Jugendliche

Wenn es dir gar nicht gut geht, wenn du glaubst, niemand in deiner Familie versteht dich, dann bitte, bitte, wende dich an eine Einrichtung, in der du verstanden wirst. Dort sind Leute, die dir aus dem schwarzen Loch heraushelfen können – und oft andere Jugendliche, denen es genauso geht wie dir. Es gibt Telefon-Hotlines, Jugendberatungsstellen, und auch die Ärzte und Ärztinnen der Jugendpsychiatrien sind dafür da, dir zu helfen.

Das gilt auch für dein Umfeld: Wenn du merkst, dass ein Freund oder eine Freundin sich permanent überfordert fühlt, sich innerlich verabschiedet oder schon Sätze sagt wie „Ist doch eh alles sinnlos", dann unternimm etwas. Sprich mit deinen oder seinen/ihren Eltern. Wende dich an Beratungsstellen. Glaub nicht, dass du deinen Freund alleine wieder aus dem Loch herausholen musst, sondern vertraue dich jemandem an und nimm Hilfe in Anspruch.

Die Nummer gegen Kummer – Kinder- und Jugendtelefon:

0800-111 0 333

oder: 116111 (Child Helpline, in 17 Ländern erreichbar)

anonym und kostenlos vom Handy und Festnetz

montags bis samstags von 14–20 Uhr, mit 83 Leitungen, an denen 3000 Berater sitzen

Du bist nicht allein: 2015 wurden am Kinder- und Jugendtelefon 494.525 Anrufe entgegengenommen, darunter 132.241 Beratungen.

Nicht einfach zum Spaß anrufen. Das blockiert die Leitung. Kinder, die wirklich Hilfe brauchen, berichten darüber, dass das Telefon ständig besetzt sei. Wenn aber wirklich mal ein Problem besteht, dann sollte man hier anrufen, auch wenn es sich um kleinere Sorgen handelt: Fast die Hälfte aller telefonischen Beratungen dauerte 2015 nur fünf Minuten. Die Anrufer, darunter übrigens genauso viele Jungs wie Mädchen, wollten oft nur kurz etwas besprechen. Das hat ihnen dann schon gut geholfen.

''\\\\\\\\\\\\\

Naturheilkunde & Komplementärmedizin

- Moderne Konzepte der Gesundheitsheitsförderung betonen mehr und mehr, wie wichtig es ist, Fähigkeiten zu entwickeln, die es ermöglichen, mit Rückschlägen umgehen zu können, sich nicht entmutigen zu lassen und „dranzubleiben". Man spricht hier von Resilienz, d.h. der Fähigkeit, mit Ereignissen und Belastungen besser umzugehen. Über spezielle Programme können Sie sich im Internet informieren. Eine wichtige Rolle spielen Hobbies, Sport und Musik. Unterstützen Sie Ihr Kind dabei und tragen Sie auch mit, wenn es mehrere Sportarten oder Instrumente ausprobieren möchte, bis es das Richtige gefunden hat!
- Vielen Eltern geht es so, dass sie an ihr Kind nicht mehr herankommen und alle gutgemeinten Ratschläge abprallen. Auch hier gilt: Suchen Sie sich Hilfe, lassen Sie sich beraten. Denn zu einer Beziehung gehören eben immer zwei. Schon durch die Veränderung Ihres eigenen Verhaltens kann viel passieren, dass es letztendlich auch Ihrem Kind besser geht.
- Ein Kraftsatz lautet: „Es wird Abend, es wird morgen, ein neuer Tag." Man kann ihn, wie ein Mantra, immer wieder sprechen, wenn es drunter und drüber geht.
- Besorgen Sie Hefeaufstrich (z.B. VITAM-R Hefeextrakt) für die Schulbrote. Hefeexrakt enthält viel Vitamin B, das die Nerven stärkt. Es schmeckt gut auf Brot mit Käse und Gurken.
- Das Präparat Neurodoron® dient der Nervenstärkung und kann eingesetzt werden bei nervöser Schwäche, Angst- und Unruhezuständen, depressiver Verstimmung, nervös bedingten Kopfschmerzen. Einnahme nach Packungsbeilage.

Depressionen

Man muss Stimmungsschwankungen, Liebeskummer, Niedergeschlagenheit etc. von echten Depressionen abgrenzen. 3–10 % der Jugendlichen zwischen 12 und 17 Jahren haben depressive Phasen. Es ist nicht
einfach zu unterscheiden, wann es sich um „normale" Stimmungsschwankungen handelt und wann sich eine Depression anbahnt.
Dann gibt es nur eins: Hilfe suchen und Hilfe annehmen – von einem
Profi. Hier ist ärztliche und psychologische Behandlung gefragt.

Zeichen für eine Depression können sein: Leistungsprobleme in der
Schule, Zukunftsängste, Selbstwertprobleme, sozialer Rückzug, Kon-
zentrationsschwächen, Antriebslosigkeit, extreme Stimmungsschwankungen. Kopfschmerzen, Schlafstörungen und Essstörungen können
hinzukommen, aber auch Reizbarkeit und Jähzorn.

Wenn Sie merken, dass es Ihrem Kind schlecht geht, dann nehmen
Sie Hilfe in Anspruch: von einem Therapeuten oder vielleicht sogar
in einer Klinik. Moderne Ansätze der Behandlung von Jugendlichen
mit Depressionen kombinieren verschiedene Behandlungsansätze, die
ganz neue Erfahrungen bieten: Neben medikamentösen Strategien
gehört z. B. Bewegungs-, Kunst-, Musik-, Reit-, Tanztherapie, Grup-
penpsychotherapie, Theaterspiel u. a. in das Therapieprogramm. Die
Hemera Klinik in Bad Kissingen hat zum Beispiel ein bundesweit ein-
maliges Angebot für Jugendliche und junge Erwachsene. Bekannte
Programme gegen Depressionen bei Jugendlichen sind „LISA – Leich-
tigkeit im sozialen Alltag" oder „GO! Gesundheit und Optimismus".

Wenn Ihr Kind zwar sagt, dass alles in Ordnung ist und dass es seine Ruhe
haben will, aber keine Freunde um sich herum haben möchte und sich
immer mehr zurückzieht, nicht mehr mit Ihnen spricht, keinen Schlaf findet
und die Menge an Genussmitteln (Zigaretten und Alkohol) steil ansteigt,
dann lassen Sie sich unbedingt beraten.

Nervosität und Unruhe

Aus naturheilkundlicher Sicht haben Menschen – auch was das Nervensystem angeht – unterschiedliche Konstitutionen: Es gibt nervöse und ruhige Typen, labile und stabile Konstitutionen. Unabhängig davon ist das Jugendalter eine Zeit, in der man besonders dünnhäutig ist und Gefühle extrem intensiv erlebt.

Nervosität und Unruhe zeigen sich z. B. darin, dass man vergesslich und schnell gereizt oder genervt ist. Aber auch am Körper kann man Symptome, d. h. Krankheitszeichen, einer Unruhe beobachten. So kann es bei Anspannung und Unruhe zu Schwitzen kommen, hektischen roten Flecken, Herzklopfen, Schlafstörungen, einem schnellen Puls oder sogar einer Ohnmacht. Auch Verdauungsstörungen, Übelkeit, Durchfall oder Verstopfung können vorkommen.

Unruhe, Nervosität, auch Niedergeschlagenheit und Lustlosigkeit können verschiedene Ursachen haben:

- Der Hormonhaushalt verändert sich. Und die Hormone haben viel mit den Nerven zu tun!
- Stress, Überforderung, beispielsweise in der Schule können zu Nervosität führen (vor allem natürlich, wenn man sehr lange wartet, bis man anfängt, sich auf die Klausur vorzubereiten). Deshalb ist es wichtig, Ihrem Kind klarzumachen, dass ein wichtiger Stressfaktor Zeitdruck ist. Gutes Zeitmanagement ist heute eine wichtige Ressource zum Stressmanagement.
- Manche Zusatzstoffe in der Nahrung (z. B. Phosphate) können Unruhe fördern.
- Äußere Reize wie Bilder, Geräusche und Informationen können das Nervensystem überstrapazieren.

\\

Zum Arzt,

wenn die Beschwerden stark beeinträchtigen und/ oder wenn es auch bei einem „gesundem Lebenswandel" zu folgenden Symptomen kommt: Einschlafstörungen, ein Gefühl, „getrieben" zu sein, Schweißausbrüche, Gewichtsabnahme trotz gutem Appetit, Durchfall, Haarausfall. Diese Beschwerden können auch im Zusammenhang mit einer organischen Erkrankung, z. B. einer Überfunktion der Schilddrüse, stehen.

,,

Einfache Selbsthilfe

- Immer mal wieder eine Pause einlegen: vom Computer, vom Handy, vom Fernsehen, vom Musikhören. Augen und Ohren brauchen Ruhe, um sich zu erholen. Permanente Stimulation durch Nervenreize macht es für das Gehirn schwierig, von alleine abzuschalten. Eine Struktur im Alltag – Phasen der Aktivität, Phasen der Ruhe – gehört zu den wichtigsten Säulen der Gesundheit.
- Bewegung, egal in welcher Form. Denn Nervosität ist auch ein Zeichen von Stress. Und der kann am besten durch Bewegung abgebaut werden.
- Elektrosmog kann gerade bei sensiblen Kindern und Jugendlichen Unruhe und Schlafstörungen verstärken. Daher das Handy nicht als Wecker verwenden, sondern einen normalen Wecker benutzen. Handy über Nacht auf Flug-Modus stellen oder noch besser ausschalten.

Naturheilkunde & Komplementärmedizin

- Man kann den Nervenstoffwechsel z. B. mit folgenden Lebensmitteln unterstützen: Haferflocken, VITAM-R Hefeextrakt (Reformhaus), Bananen, getrocknete Aprikosen, Tunfisch, Lachs, Makrele (bitte auf nachhaltige Fangmethoden achten – zum Wohl der Fische und weil Fische aus Fischfarmen weniger Nährstoffe enthalten), Cashew- und Walnüsse.

- Den Lebensmittelzusatzstoff Phosphat vermeiden. Phosphate verbergen sich z. B. in Wurst und Käse hinter den Nummern E 338, E 339, E 340 oder E 341. Auch Cola enthält Phosphate.
- Wirklich angenehm ist abends ein warmes Fußbad. Vielleicht findet das auch Ihr Kind entspannend. Dafür körperwarmes Wasser bis zum Knöchel in eine kleine Plastikwanne geben, wie man sie zum Abspülen benutzt. Zehn Minuten baden, abtrocknen und ab ins Bett. Bei Schweißfüßen einen Schuss Essig oder einen gehäuften EL Salz zugeben.
- Entspannend wirkt ätherisches Lavendelöl. Wichtig ist hier, dass das Öl von der Pflanze *Lavandula angustifolia* stammt und dass das Öl naturrein ist. Es wird dann als „Lavendel fein" bezeichnet. Nicht geeignet ist das Öl „Lavandin". Zwei Tropfen des Lavendelöls oder einer entspannenden Mischung auf die Hände tropfen und auf dem Kopfkissen verreiben.
- Bei Unruhe und Anspannung kann die Einnahme von Mineralien und Spurenelementen, insbesondere Zink oder Magnesium, helfen. Zink unterstützt die Abwehr und hilft abends eingenommen beim „Herunterkommen". Magnesium wirkt gegen Stress mit Verkrampfungen. Es kann über mehrere Tage *vor* körperlichen Anstrengungen, z. B. vor sportlichen Wettkämpfen, genommen werden. Alternativ können mit etwas zeitlichem Abstand *nach* der Anstrengung die Depots wieder aufgefüllt werden, da durch das Schwitzen Mineralien und Spurenelemente ausgeschieden werden. Wenn Sie Brausetabletten kaufen, dann möglichst in der Apotheke. Achten Sie darauf, dass sie ohne Süßstoffe und Geschmacksstoffe sind.
- Hilfreich kann auch die Kur mit einem Vitaminpräparat sein (z. B. Orthomol junior C plus®, Mulgatol Junior Gel, Multi-Sanostol, LaVita)

oder von Lecithin (Buer-Lecithin als Dragees, Molat), das ebenfalls die Nerven stärkt. Buer-Lecithin wird eingesetzt bei Konzentrationsstörungen, Abfall von Gedächtnisleistung und Merkfähigkeit, Nervosität, verminderter körperlicher und geistiger Belastbarkeit.

- Zitronenmelisse ist eine Heilpflanze, die gegen Nervosität und Unruhe, nervös bedingte Beschwerden und zur Förderung der Denkleistung eingesetzt wird. Melissentee schmeckt im Vergleich zu anderen Tees recht gut, er kann mit Lemongras oder griechischem Bergtee gemischt werden. Im Rezeptteil findet sich ein Nerventee für Jugendliche aus Melissenblättern, Lemongras, Lavendelblüten, Orangenblüten und Rooibos-Tee.

- Das Präparat Neurodoron® dient der Nervenstärkung und kann eingesetzt werden bei nervöser Schwäche, Angst- und Unruhezuständen, depressiver Verstimmung, nervös bedingten Kopfschmerzen. Einnahme nach Packungsbeilage.

Einige Hinweise zum Thema ADHS (Aufmerksamkeits-Defizit-Hyperaktivitäts-Syndrom)

Die Hauptmerkmale von ADS und ADHS sind ein Übermaß an Unaufmerksamkeit, ein Mangel an Impulskontrolle und – im Falle der Hyperaktivität – ein starker, unkontrollierter Bewegungsdrang (Hyperaktivität).

ADS und ADHS sind schwer zu fassende Krankheitsbilder. Die Frage, ab welchem Grad Schusseligkeit, Unruhe und Konzentrationsmangel krankhaft sind, ist nicht einfach zu beantworten, ebenso wenig wie die Frage, ab wann und ob es sinnvoll ist, mit Hilfe von chemisch-synthetischen Medikamenten regulierend einzugreifen.

Gehen Sie bei dem Verdacht, dass Ihr Kind ADS oder ADHS hat, zu einem dafür ausgebildeten Spezialisten.

Beachten Sie, dass die Lebensführung, die Ernährung und die Erziehung die Symptome verstärken können.

Wenden Sie sich unterstützend an komplementäre Therapeuten, die individualisiert behandeln. Das kann ein Kinder- und Jugendarzt sein, aber auch ausgewiesene Experten in einzelnen Therapieformen können hier mitarbeiten, z. B. Homöopathen, die die klassische Homöopathie mit Einzelmitteln beherrschen.

Schulangst

15 von 100 Jugendlichen leiden unter Ängsten. Die häufigsten Ängste von Kindern und Jugendlichen sind Schul- und Prüfungsangst, bei denen es nicht selten zu einem Teufelskreis kommt: Wer Angst vor der Schule hat, kriegt leicht angstbedingte Kopf- oder Bauchschmerzen und bleibt zuhause. Dann fehlt der Lernstoff aus der Schule, und aus Angst vor falschen Antworten traut man sich nicht mehr, sich am Unterricht zu beteiligen. Die Folge: schlechte Noten, die den Druck in der Prüfungssituation noch weiter erhöhen. Der Begriff „Schulangst" meint dabei Angst zu versagen, aber auch Angst, gehänselt zu werden oder dem Spott anderer Kinder ausgesetzt zu sein. Angst vor Strafen oder bestimmten Personen kommen dazu.

Schulangst kann viele Gesichter haben und sich z. B. in Magen-Darmstörungen, Übelkeit, Erbrechen und Appetitlosigkeit, aber auch in Nervosität und Schlafstörungen bemerkbar machen. Man hat auch beobachtet, dass Kinder mit großer Schulangst nachts wieder ins Bett machen, unter Sprach- und Lernstörungen sowie depressiven Verstimmungen leiden. Bei manchen kommt es zu Essstörungen, zwanghaftem oder aggressivem Verhalten.

Die Gründe für Schulangst sind genauso vielfältig: eine Überforderung oder der beschriebene Leistungsdruck und Teufelskreis, daneben aber auch Mobbing oder Gruppenzwänge. Die Angst kann ganz berechtigt sein, weil Lehrer sich falsch verhalten oder auch die

Eltern eine zu hohe Erwartung haben (oder das zumindest vom Kind so empfunden wird). Vielleicht braucht Ihr Kind eine Brille, oder es hat eine Lernschwäche. Vielleicht ist es mit den Gedanken ganz woanders, weil es zuhause Streit gibt oder Veränderungen anstehen.

Haben Sie den Verdacht, dass Ihr Kind unter Schulangst leidet, so sollten Sie immer das Gespräch mit dem Kind, aber auch mit der Lehrerin oder dem Lehrer, dem Schulpsychologen oder Schulsozialarbeiter suchen.

Einfache Selbsthilfe

Verschiedene Studien zeigen, dass Ohrakupunktur bei Prüfungsangst gute Ergebnisse zeigt. Die hier behandelten Punkte sind in der Abbildung zu sehen, vier von ihnen befinden sich ziemlich weit innen an der Ohrmuschel, einer weiter oben:

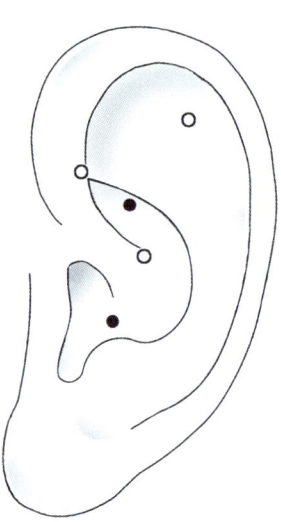

- Man kann die Punkte aus der Abbildung vor der Prüfung sanft massieren. Und wenn einem während der Prüfung selbst die genaue Lage der Punkte nicht mehr einfällt, kann man einfach beide Ohrläppchen für einige Minuten sanft kneten – das verbessert ebenfalls Konzentration und Denkleistung.
- Vor der Prüfung ist es gut, sich etwas Zeit für eine kurze Entspannungsübung zu nehmen:

Kurzentspannung vor Prüfungen

Augen schließen und die Hände auf die Oberschenkel legen.

Ruhig ein- und ausatmen.

Ein Wort oder einen Satz wie „Ich schaffe das." – „Ruhe" – „Klarheit" suchen. Tief in den Bauch atmen und an dieses Wort denken, es lautlos aussprechen.

Langsam ausatmen.

Eine kleine Pause machen und wieder an das Wort oder den Satz denken.

Diesen Zyklus drei bis vier Minuten lang wiederholen. Das schafft eine innere Ruhe, wenn man blockiert ist.

Naturheilkunde & Komplementärmedizin

- Eine Mischung aus ätherischem Pfefferminz- und Grapefruitöl erfrischt und kann auch während einer Prüfung den Kopf wieder freimachen (s. Rezeptteil).
- Schlägt die Aufregung auf den Magen, ist Melissentee geeignet, er bietet sich auch für die Thermoskanne am Prüfungstag an. Einen Esslöffel getrocknete Melissenblätter mit einem halben Liter Wasser überbrühen, zugedeckt fünf Minuten ziehen lassen, abseihen, etwas Honig und Zitronensaft hinzufügen, dann gibt der Tee noch mehr Energie.

Heimweh

Klassenfahrt, Jugendlager, Konfirmandenfahrt. Eigentlich ein Grund zur Freude, aber wenn man angekommen ist, kommt auch das Heimweh. Und dann würde man am liebsten gleich wieder umdrehen. Ein bisschen ist es wie im Märchen: Ein Kind oder ein junger Mensch zieht alleine los, aus Lebenslust, aus Neugierde oder um irgendeine Aufgabe zu bewältigen. Und dann kommen die Probleme. Zuhause war es viel gemütlicher, und nun befindet man sich in einer schwierigen Situation. Hier gilt: durchhalten. Im Märchen besteht der, der auszieht die Gefahren und kommt mit neuen Erfahrungen wieder nach Hause zurück. Genauso ist es nach der Klassenfahrt, wenn Ihr Sohn oder Ihre Tochter von all den neuen Erfahrungen und Erlebnissen berichtet.

Naturheilkunde & Komplementärmedizin

Zwei homöopathische Mittel haben sich zur Behandlung von Heimweh bewährt. Sie können dem Lehrer oder Betreuer die entsprechenden Kügelchen mitgeben:

- Capsicum D12 wird aus dem scharfen Paprika hergestellt. Es wird eingesetzt bei Beschwerden, die durch Heimweh ausgelöst werden, insbesondere bei Kindern. Mittelweisend: Der Betroffene will in Ruhe gelassen werden („Lass mich!"), ist gereizt, hat keinen Appetit und will nicht schlafen. Die Wangen sind rot. Anregung bzw. Ablenkungen zum Beispiel durch Spiele oder Gemeinschaftsaktionen bessern die Beschwerden.
- Ignatia D12, hergestellt aus der Ignazbohne, ist ein wichtiges homöopathisches Arzneimittel für jeden Trennungsschmerz und Verlust. Es wird in diesem Gesundheitsbuch auch im nächsten Teil unter der Überschrift „Trauer und Verlust" genannt. Der Betroffene ist still, in sich gekehrt, launenhaft, unbeständig in den Gefühlen, innerlich angespannt, muss schluchzen und seufzen, hat einen Kloß

im Hals. Wenn die Merkmale zutreffen, 2 x täglich 5 Globuli Capsicum D12 oder Ignatia D12 einnehmen, bis Besserung eintritt.

Trauer und Verlust

Der Verlust von einem Familienmitglied, einem Freund oder einem Haustier bringen die Trauer in das Leben eines Kindes. Es geht darum, sich innerlich zu verabschieden und zu akzeptieren, dass dieser Mensch oder dieses Tier nicht mehr da ist, dass eine gewisse Zeit unwiderbringlich vorbei ist. Das ist nicht einfach. Und das braucht seine Zeit. In der Trauerarbeit sagt man: einmal alle Jahreszeiten durch.

Auch hier gibt es Ansprechpartner und Hilfe, so z. B. die Initiativen Trauerland, Trauerzeit, Trauernde Kinder, die Geschwistergruppen der verwaisten Eltern oder der AGUS, die Familien im Falle eines Suizids beraten. Eine solche Gruppe kann guttun: Man kann sich mit anderen, die Ähnliches erlebt haben, austauschen oder einfach zusammen etwas unternehmen.

Naturheilkunde & Komplementärmedizin

- In der akuten Situation lohnt sich ein Therapieversuch mit Bach-Blüten, vor allem mit den Rescue-Tropfen. Es gibt sie in unterschiedlicher Darreichungsform als Tropfen, Bonbons etc.
- Bei Trauer hat sich das homöopathische Arzneimittel Ignatia bewährt. Wegweisend für den Einsatz sind die Symptome „stiller Kummer", unterdrückter Kummer, langgezogenes Seufzen, Schluchzen. Der Kummer wird beschönigt und verborgen. Die Betroffene – Ignatia schlägt besonders gut bei Mädchen und Frauen an – möchte mit dem Kummer allein sein, Berührung verschlimmert die Beschwerden sogar. Daneben ist typisch für dieses Mittel: Veränderlichkeit der Stimmung, Schwanken zwischen Heiterkeit, Traurigkeit und Ärger, Schreckhaftigkeit. Ignatia wird auch

bei psychosomatischen Beschwerden eingesetzt, die mit Kummer im Zusammenhang stehen, beispielsweise bei nervösen Kopfschmerzen, Schlaflosigkeit, langanhaltenden belastenden Träumen, Globusgefühl („Kloß im Hals"), Reizhusten, nervösen Verdauungsbeschwerden, Herzbeschwerden, Kreuzschmerzen oder Menstruationsbeschwerden. Sollten die Merkmale zutreffen, ist an die Gabe von 2 x täglich 5 Globuli Ignatia D12 über drei Wochen zu denken. Besprechen Sie die Anwendung bitte mit einem Arzt mit Zusatzbezeichnung Homöopathie oder einem Heilpraktiker.

Kinder und Jugendliche reagieren oft anders, als man sich das vorstellt. Häufig verhalten sie sich zunächst unauffällig und zeigen erst später Zeichen der Trauer, wenn einige Zeit vergangen ist. Auch können diese Zeichen ganz anders als bei Erwachsenen sein.

Schlafstörungen

Der Schlaf ist eine wichtige Quelle, die Batterie aufzuladen und auf das „Gesundheitskonto" einzuzahlen. Anhaltende Schlafstörungen führen zu Erschöpfung, eingeschränkter Leistungsfähigkeit oder Reizbarkeit. Was man wissen sollte: Jugendliche zwischen zehn und 14 Jahren brauchen neun bis zehn Stunden Schlaf, danach immer noch acht bis neun Stunden Schlaf pro Nacht. Wichtig ist auch zu wissen: Der Schlafrhythmus von Jugendlichen ist nach hinten verschoben. Es gibt Schlafforscher, die dafür plädieren, den Schulbeginn eine Stunde nach hinten zu verlegen.

Man spricht von Schlafstörungen, wenn man nicht richtig einschlafen kann, mitten in der Nacht oder morgens viel zu früh aufwacht und nicht mehr einschlafen kann. Ein Zeichen ist auch, wenn man sich morgens nach dem Schlafen nicht erholt fühlt. Auch Zähneknirschen oder Albträume können Anzeichen von Schlafstörungen sein.

Anhaltende Schlafstörungen führen zu Erschöpfung, eingeschränkter Leistungsfähigkeit oder Reizbarkeit. Gründe für die Schlafstörungen können z. B. sein:

- Es ist zu hell, zu laut oder zu muffelig im Schlafzimmer, ein lauter Wecker tickt, die Hamster werden munter.
- Irgendwas raubt Ihrem Kind den Schlaf: Sorgen oder Kummer? Angst vor dem nächsten Tag?
- Der Körper ist nicht müde.
- Das Nervensystem ist zu stark stimuliert, durch Fernsehen, Computerspiele, Cola, Kaffee, Zigaretten, Alkohol, Handynutzung. Nun tut es sich ein wenig schwer, herunterzufahren und abzuschalten.

Zum Arzt,

wenn die Schlafstörungen über mehrere Wochen anhalten und Sie oder Ihr Kind in dieser Zeit schon einige der hier genannten Selbsthilfetipps ausprobiert haben, ohne eine Veränderung zu bemerken.

Einfache Selbsthilfe

- Der Körper muss abends allmählich „runterfahren". Das geht nicht von jetzt auf gleich. Zwischen Nachhausekommen und der Bettzeit sollte immer etwas Zeit eingeplant werden, in der man alles für den nächsten Tag vorbereitet.
- Die Heizung nachts runterdrehen.
- Immer um die gleiche Zeit ins Bett gehen und in der halben Stunde vorher immer der gleichen Routine nachgehen (lesen, einen Tee trinken, den Tag nochmal innerlich vorbeiziehen lassen, Musik hören ...). Damit signalisiert man dem Körper, dass es jetzt auf die Nachtruhe zugeht. Fernsehen und mit dem Handy spielen sollte in dieser Routine nicht vorkommen.

- Ein warmes Fußbad verhilft dem Körper zur nötigen Bettschwere. Wenn es schneller gehen muss, die Unterschenkel kurz mit warmem Wasser abbrausen. Hauptsache, die Füße sind hinterher schön warm. Notfalls warme Socken anziehen.
- Damit die Sauerstoffversorgung nachts klappt, das Zimmer vor dem Schlafengehen lüften oder das Fenster auflassen. Nicht direkt unter dem Fenster schlafen. Die Fenster sollten dunkel sein (in der Stadt Rollos oder dunkle Gardinen).
- Nicht das Handy als Wecker verwenden. Die Frage, ob Handys schädlich sind, ist zwar noch nicht endgültig geklärt, viele Ärzte empfehlen aber, direkt am Bett keine Fernseher, Radiowecker oder andere elektrische Geräte zu lagern. Wenn das Handy über Nacht auflädt, dann am besten etwas weiter entfernt vom Bett.

Naturheilkunde & Komplementärmedizin

- Ein altes Hausmittel gegen Schlafstörungen ist die warme Milch mit Honig. Tatsächlich wirkt sie durch – wenn auch gering dosierte – Inhaltsstoffe in Milch und Honig. Verstärkt werden kann die Wirkung durch Gewürze wie z. B. Vanille, die es in Vanillemühlen im Gewürzregal zu kaufen gibt.
- Als pflanzliche Alternative eignet sich eine süße Mandelmilch oder, auch sehr lecker, eine Mandelmilch mit Datteln (beide Rezepte siehe Rezeptteil).
- Ein wohlschmeckender Kräuter-Abendtee mit schlaffördernder Wirkung besteht aus Melissenblättern, Lavendelblüten, Hopfenzapfen, Apfelschalen, Pomeranzenschalen. Ein einfacher Schlaftee für Kinder und Jugendliche (wenn sie den Geschmack von Fenchel gerne mögen) sind Melissenblätter, Hopfenzapfen und Fenchelsamen (angestoßen) zu gleichen Teilen (beide Rezepte im Rezeptteil)

- Auch ältere Kinder (und Erwachsene) dürfen durch ein Schlafkissen verwöhnt werden. Enthalten darin sind Heilpflanzen mit ätherischen Ölen wie Lavendel und mit schlaffördernden Bitterstoffen wie Hopfen (Herstellung s. Rezeptteil).
- Mischen Sie die drei ätherischen Öle Zedernholz, Lavendel und Rose zu gleichen Teilen – also jeweils einen Tropfen für eine einzelne Anwendung oder mehrere Tropfen in einer kleinen Tropfflasche. Die Tropfen für die direkte Anwendung in die Handinnenfläche geben und auf dem Kopfkissen verreiben.

Computer- und Internetsucht

Das Computerverhalten von Jungs und Mädchen in der Pubertät ist unterschiedlich. Jungs interessieren sich üblicherweise mehr für den Computer, für sie liegt auch ein weitaus breiteres Angebot an Computerspielen vor. Sie haben, so die Fachleute, mehr Interesse an Computerspielen und dem Rückzug in die Phantasiewelt, Mädchen interessieren sich dagegen mehr für die virtuellen Chatrooms.

Wenn Ihr Sohn oder Ihre Tochter sich zunehmend abkapselt, keine Lust mehr auf Freunde oder sportliche Aktivitäten hat und lieber vor dem Computer rumhängt, als an Familienaktivitäten teilzunehmen, sollten Sie an eine Computer- oder Internetsucht denken.

Infos für Jugendliche

Vielleicht kann man es vereinfacht so sagen: Sucht bedeutet oft, dass einem im Leben etwas fehlt, und das versucht man dann auszugleichen – z. B. mit dem Computer, mit zu viel Essen und manchmal auch mit Drogen. Überleg mal, ob Folgendes auf dich zutrifft:

- Du verbringst 15–20 Stunden pro Woche vor dem Computer.
- Du bist oft müde.
- Du hältst Chatroom-Bekannte für echte Freunde.

- Dein Denken dreht sich um den Computer und das Smartphone.
- Du hältst den Computer für das wahre Leben.
- Dir geht es schlecht, wenn du mal ohne Computer, Handy und Internet auskommen musst.
- Du streitest den Vorwurf der Computersucht ab.

Suche dir Hilfe. Nimm die Unterstützung deiner Eltern an, wenn sie sich Sorgen machen. Hilfe kannst du auch von Experten bekommen, z. B. bei:
www.onlinesucht.de
www.mediarisk.org

Essstörungen

Bei etwa einem Fünftel aller 11- bis 17-Jährigen in Deutschland liegt ein Verdacht auf eine Essstörung vor, auch bei vielen Jungs. Wie zeigt sich eine solche Essstörung? Ihr Kind macht sich Sorgen ums Gewicht und die Figur, hält Diät oder fastet, treibt exzessiv Sport. Und vielleicht erbricht es auch heimlich, nachdem es vorher viel gegessen hat, oder nimmt Medikamente ein, um weniger zu essen, abzuführen oder zu entwässern.

Essstörungen sind kein Fall für die Selbsthilfe, hier ist professionelle Begleitung erforderlich. Die betroffenen Mädchen (und Jungs) merken häufig nicht, dass sie an einer Essstörung leiden und immer mehr auf ihr Gewicht fixiert sind.

Ansprechpartner ist z. B. ANAD (Anorexia Nervosa and Associated Disorders, also: Anorexie und damit verbundene Erkrankungen), eine Selbsthilfegruppe.

Die Internetseite magersucht-online.de bietet Informationen und vor allem eine nach Bundesländern sortierte Adressdatenbank, in der man nach Beratungsstellen suchen kann.

Die Bundeszentrale für gesundheitliche Aufklärung bietet unter bzga-esstoerungen.de Informationen.

Knochen und Muskeln

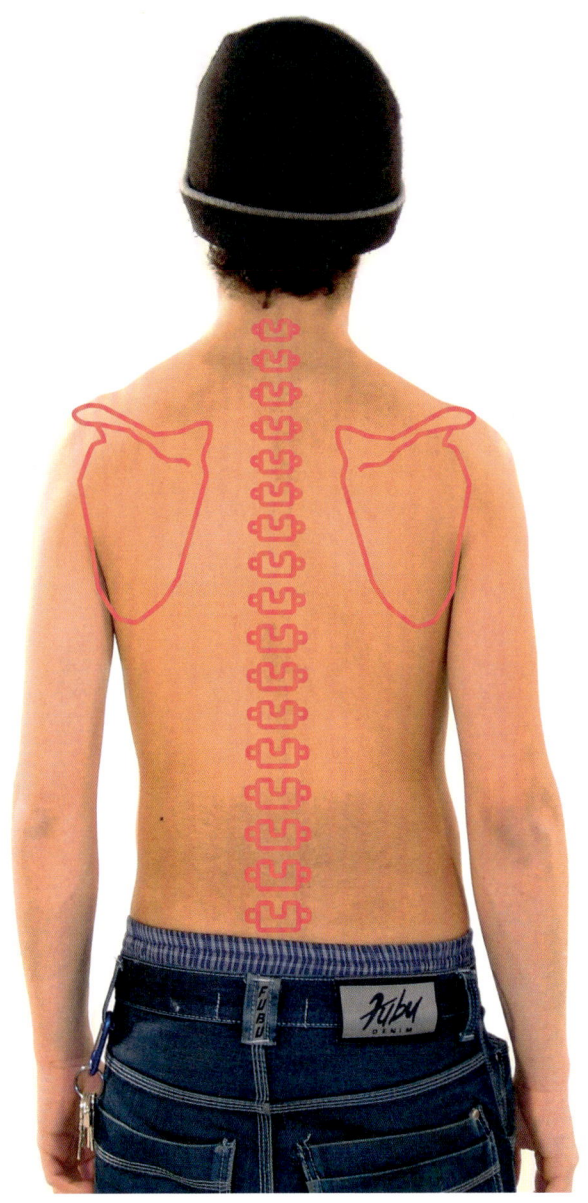

Nackenverspannungen

Immer mehr Jugendliche leiden unter Nackenverspannungen – die wiederum eine häufige Ursache für Kopfschmerzen sind. Einer der Gründe dafür ist vermutlich die Nutzung von Laptop oder Smartphone und die damit verbundene Körperhaltung.

Dass verspannte Nackenmuskeln wiederum Kopfschmerzen verursachen, kann man genauer nachvollziehen, seitdem so genannte „Triggerpunkte" im Nacken bekannt sind. Auch wenn man viel am Computer mit der Maus arbeitet, kommt es zwangsläufig zu einseitigen Belastungen.

Einfache Selbsthilfe

- Es ist wichtig, den Mausarm immer wieder zu lockern: ab und zu mal die Schultern hochziehen, fallenlassen, kreisen.
- Eine andere Übung, auch bei der Benutzung von Laptop oder Smartphone: Man stellt sich vor, durch die Nase verläuft eine waagerechte Achse. Wenn man den Kopf um diese Achse nach rechts und links dreht, dehnt man die Nackenmuskeln (siehe Abbildung).

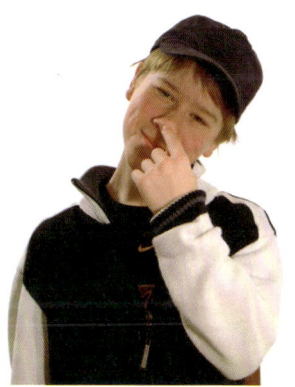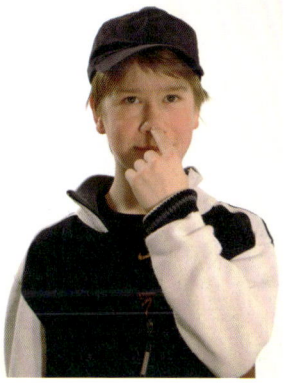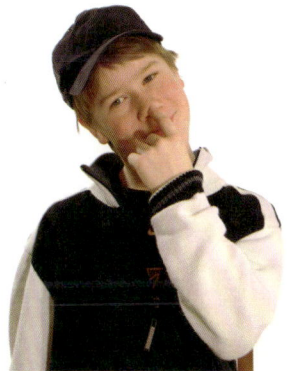

- Den Kopf manchmal ganz bewusst hängenlassen.
- „Gerade" sitzen: Man kann sich dazu einen Faden oben auf dem Kopf vorstellen, der einen immer wieder in die Höhe zieht.
- Es wäre optimal, sich alle 20 Minuten aufrecht hinzusetzen, die Hände auf die Oberschenkel zu legen, die Augen in die Ferne zu richten und drei- bis viermal tief ein- und auszuatmen.
- Noch eine kleine Übung für die Nackenmuskulatur: Die Hände über dem Kopf falten und mit den Handflächen nach oben zur Decke strecken. Die gestreckten Arme möglichst weit nach oben und hinten bringen, aber ohne die Schultern hochzuziehen (siehe die Abbildung).

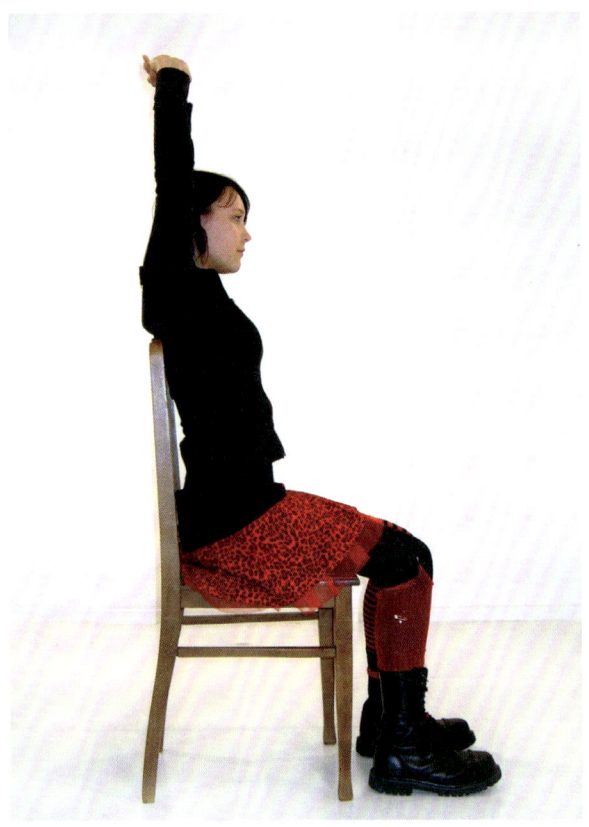

Naturheilkunde & Komplementärmedizin

- Es ist sinnvoll, wenn der Schreibtisch ergonomisch eingerichtet ist. Das bedeutet z. B., dass er höhenverstellbar ist, es genug Beinfreiheit gibt, dass die Platte nicht spiegelt und die Handhabung sicher ist (also kein Einklemmen der Finger beim Verstellen). Ab und zu sollten Sie den Schreibtisch kontrollieren, insbesondere wenn Ihr Kind Wachstumsschübe hinter sich hat. Machmal reicht es auch, den Stuhl immer wieder zu kontrollieren und neu anzupassen.
- Kaufen Sie Ihrem Kind ein paar flotte Unterhemden, Tops oder Tank-Tops. Ohne Unterhemd, gerade bei weiten T-Shirts gibt es unmittelbar auf der Haut einen permanenten Luftzug. Durch leichte Unterkühlung oder Zugluft spannen sich aber auch die Muskeln immer wieder ganz leicht an. Dadurch kommt es zu unmerklichen dauerhaften Verspannungen. Im Winter optimal: ein Wollunterhemd. Die gibt es mittlerweile bei Sportanbietern in akzeptabler Optik.
- Ungünstig gerade für die Nackenmuskulatur ist Zugluft am Hals. Wenn der Hals warm gehalten wird, durch einen Schal, ein Halstuch, einen hochgeschlagenen Kragen, bleiben Hals und Nacken warm, was die Muskeln entspannt. Das spricht sehr für das Tragen von Hoodies.
- Die Pubertät ist nicht das Alter, in dem Jugendliche gerne in die Sauna gehen. Daher nur zur Info, zumindest für Eltern mit Nackenverspannungen: Sauna lockert die Muskulatur.
- Angenehm, gerade im Nacken, ist eine Kartoffelauflage. Hört sich vielleicht etwas umständlich an, aber wenn Sie ohnehin zum Mittag- oder Abendessen Kartoffeln kochen, kann man ja einfach einige Kartoffeln mehr in den Kochtopf geben und nach dem Essen mit den etwas abgekühlten Kartoffeln eine Auflage machen – das bekommt übrigens auch Müttern oder Vätern!

\\ . . . .

Kartoffelauflage

- 6–7 ungeschälte Kartoffeln (eher mehlig kochend) weichkochen, ca. zehn Minuten abkühlen lassen.
- Ein Frotteehandtuch ausbreiten, darauf ein Geschirrhandtuch, darauf Küchenkrepppapier legen.
- Die Kartoffeln auf dem Küchenkrepp gleichmäßig auf etwa DIN A4-Grö-ße verteilen und in der Mitte eine Spalte lassen (keine Wärme direkt auf die Wirbelsäule!). Ein zweites Küchenkrepp darüberlegen.
- Die Kartoffeln mit der Hand oder einem Nudelholz zerdrücken.
- Das Geschirrtuch nach einer Seite einschlagen (etwa auf Brustgröße), so dass die Kartoffeln auf der anderen Seite nur mit einer Schicht Stoff bedeckt sind.
- Das Tuch mit Sicherheitsnadeln und/ oder Leukoplast fixieren.
- Noch einmal in ein Frotteehandtuch einschlagen.
- Temperatur sorgfältig prüfen (an der Innenseite des Unterarms)! Kartoffeln sind sehr heiß!
- Das Tuch mit der einlagigen Stoffseite auf den schmerzenden Bereich auflegen und mit dem Badehandtuch fixieren.
- Mit einer Decke zudecken und aufliegen lassen, solange die Auflage als angenehm empfunden wird.

\\\

- Das Arnika Massageöl (Weleda) riecht gut und fördert die Durchblutung von verspannten Muskeln, gerne auch im Nackenbereich. **Achtung!** Keine Präparate mit Arnika auftragen, wenn es offene Wunden auf der Haut gibt, z. B. Neurodermitisstellen oder Pickel.

Wachstumsschmerzen

Wachstumsschübe können mit Schmerzen einhergehen. Wachstums-schmerzen treten meist nachts auf und äußern sich durch mehr oder weniger unangenehmes Ziehen im Bereich der Knie und der Unterschenkel.

\\

Zum Arzt

Normalerweise ist das Wachstum schmerzlos, deshalb sollte man, wenn die Schmerzen längere Zeit anhalten, beim Orthopäden abklären lassen, ob es vielleicht eine andere Ursache gibt. Vorsicht ist auch geboten, wenn die Gelenke anschwellen oder sich im Knochen Verdickungen bilden.

Eine gute Ernährung ist wichtig für das Knochenwachstum – schließlich wird aus den Nahrungsbestandteilen der wachsende Körper des Jugendlichen aufgebaut. Vermeiden Sie beim Einkauf ein Übermaß an Lebensmitteln mit Zusatzstoffen, vor allem phosphathaltige Lebensmittel wie Cola, Fertig- oder Wurstprodukte. Phosphate stehen in Wechselwirkung mit Kalzium, man kann sie als Kalzium-Gegenspieler bezeichnen. Kalzium aber ist wichtig für den Knochenaufbau. Damit verhindern Phosphate einen guten Knochenaufbau. Es wäre also besser, wenn man einem Kind in der Wachstumsphase derartige Genuss- und Lebensmittel nur in begrenztem Maße anbietet, beispielsweise nur am Wochenende.

Kalzium ist in Milchprodukten – außer Milch auch die bekömmlichen Milchprodukte Joghurt, Dickmilch, Sauermilch und Käse – enthalten, aber auch in zahlreichen Pflanzen, vor allem in Gemüse, Kräutern und Saaten: Als besonders empfehlenswert werden folgende Lebensmittel angesehen, da sie einen hohen Kalziumgehalt haben und vom Körper gut aufgenommen werden (man spricht hier von einer guten Bioverfügbarkeit): dunkelgrünes Gemüse (Grünkohl, Brokkoli, Rucola), Kohlrabi,

Lauch, frische Kräuter und Wildkräuter, Mandeln, Haselnüsse, Sesam, Leinsamen, getrocknete Feigen und Sojaprodukte. Akzeptiert werden diese Gemüse von Jugendlichen am ehesten in Smoothies, zusammen mit Obst oder Trockenfrüchten, die das Ganze süßen.

Naturheilkunde & Komplementärmedizin

- Bei Wachstumsschmerzen kann man die schmerzhaften Stellen mit Johanniskrautöl (Rotöl aus der Apotheke oder dem Reformhaus) einreiben. Johanniskraut ist eine Heilpflanze, die schmerzlindernd und nervenstärkend wirkt.
- Als homöopathisches Arzneimittel hat sich insbesondere bei schlanken, zarten, schnell erschöpften Typen bewährt: Calcium phosphoricum D6 Tabletten, 3 x täglich 1 Tablette im Mund zergehen lassen.

Morbus Scheuermann

So witzig sich die Krankheitsbezeichnung Morbus Scheuermann im ersten Moment anhören mag, so bitter ist sie für die Betroffenen. Die Krankheit – bezeichnet nach dem Röntgenarzt Holger Scheuermann (1877–1960), „Morbus" steht immer für eine Krankheit – ist die häufigste Schädigung der Wirbelsäule bei Jugendlichen. Sie wird auch als „Adoleszentenkyphose" bezeichnet. „Adoleszenz" ist das Jugendalter, „Kyphose" beschreibt eine Wirbelsäulenkrümmung nach vorne. Morbus Scheuermann kommt häufig mit dem 18. Lebensjahr zum Stillstand. Auch danach müssen Betroffene aber mit schwerer körperlicher Arbeit aufpassen. Außerdem sind Betroffene in späteren Jahren anfälliger und leiden häufiger unter Rückenschmerzen.

Symptom für einen Scheuermann ist neben den häufigen Rückenschmerzen ein Rundrücken.

Naturheilkunde & Komplementärmedizin

Wichtig ist zunächst die ärztliche Abklärung beim Orthopäden. Dann sieht man weiter. Im Falle einer Erkrankung ist es ratsam, integrativ vorzugehen, das heißt, konventionelle Medizin und Komplementärmedizin zu verbinden, beispielsweise durch individuell gewählte Homöopathika, Schüßler Salze etc. Natürlich spielen auch Bewegungs- und Körpertherapien gerade bei dieser Erkrankung eine große Rolle.

Muskelkater

Über die Ursache von Muskelkater gibt es zwei Theorien. Die eine geht von kleinsten mechanischen Schädigungen aus: Durch die Anstrengung kommt es zu winzigen Rissen der Muskelfasern. Die zerstörten Faserstrukturen werden abgebaut, was zu Wassereinlagerungen in den Zellen, zu Schwellung und Schmerzen führt.

Die andere Theorie hat mit den etwas komplizierten Vorgängen in unseren Zellen zu tun. Es gibt zwei verschiedene Formen der Zellatmung. Bei mäßiger Belastung „atmet" die Zelle, indem sie Sauerstoff verbrennt (der wird durch das Blut zugeführt). Bei massiver Belastung, oder wenn man nicht trainiert ist, reicht der Sauerstoff nicht, und die Zelle muss auf eine andere Art der Zellatmung umschalten (anaerobe Zellatmung). Dabei entsteht als Endprodukt Milchsäure, die, so vermutet man, Muskelkater verursacht.

Einfache Selbsthilfe

- Muskelkater entsteht durch Anstrengung. Gut ist es daher, Sport nicht zu übertreiben und den Körper allmählich an steigende Leistungen heranzuführen. Gerade die mechanische Erklärung legt nahe, die Muskeln vor und nach dem Sport besonders gut zu dehnen.
- Viel trinken, so lange der Muskelkater anhält; dadurch werden die Säuren besser verdünnt und ausgeschieden. Direkt nach dem Sport

ist Mineralwasser ohne Kohlensäure gut. Die Kohlensäure verstärkt die durch Milchsäure entstandene Übersäuerung des Muskelgewebes. Diese Übersäuerung kann den Körper belasten.

Naturheilkunde & Komplementärmedizin

Besorgen Sie Ihrem Kind gegen Muskelkater ein Massageöl mit Arnika (z. B. von Weleda). Anwendungshinweise s. „Nackenverspannungen".

Kreislauf

Niedriger Blutdruck

Der Blutdruck bezeichnet den Druck, mit dem das Blut durch die Adern fließt. Bei der Blutdruckmessung legt der Arzt eine Manschette um den Oberarm des Patienten. Sie wird aufgepumpt und die Luft langsam herausgelassen. Mit einem Stethoskop stellt der Arzt fest, wann das vorher gestaute Blut wieder zu fließen beginnt (oberer Blutdruckwert) – er hört dann die Pulswelle durch die Adern in der Beuge des Ellenbogens fließen. Wenn er die Pulswelle nicht mehr hört (unterer Blutdruckwert), ist die Pulswelle schwächer als der Druck der Blutgefäße, sie dehnen sich nicht mehr aus. Wenn der untere Blutdruckwert bei unter 60 mmHg liegt, spricht man von niedrigem Blutdruck (Hypotonie). Die Maßeinheit mmHg steht für Millimetereinheiten auf einer Quecksilbersäule. Der Blutdruck kann auch elektronisch gemessen werden.

Blutdruckwerte werden nach Alter unterschiedlich eingestuft. Die Werte varriieren stark, je nachdem, ob das Kind in Ruhe oder Bewegung, krank oder gesund ist.

Ohne Messgerät erkennt man einen niedrigen Blutdruck daran, dass man sich schlapp und müde fühlt, oder dass einem beim morgendlichen Aufstehen oder beim langen Stehen schwindelig wird.

An sich kann niedriger Blutdruck viele Ursachen haben – z.B. Fieber. So muss man immer gut aufpassen, dass ein Fiebernder beim Aufstehen oder beim Gang auf's Klo nicht umkippt. Der Normalfall in der Pubertät ist aber eher, dass der Kreislauf durch das verstärkte Längenwachstum und die Hormonumstellung nicht hinterherkommt. Als kurze Erklärung: Das Blut fließt durch elastische Blutgefäße. Damit die Nährstoffe und der Sauerstoff aus dem Blut in das Gewebe übertreten können bzw. damit es auch tatsächlich in den letzten Winkel gepumpt wird, ist ein bestimmter Druck nötig. Wenn es zu einem

Wachstumsschub kommt, dann muss das Blut viel mehr Bereiche versorgen und weitere Strecken zurücklegen. Eine verstärkte Blutbildung ist notwendig – gerade Mädchen verlieren aber eher Blut durch die einsetzende Periode.

Wächst also das Gefäßnetz bei gleicher oder sogar verringerter Blutmenge, nimmt der Druck in den Gefäßen ab. Die Schwerkraft tut das ihre. Und so sackt das Blut beim schnellen Aufstehen oder langen Stehen gerne in die unteren Körperbereiche ab. Dann wird das Gehirn nicht ausreichend mit Sauerstoff versorgt – Müdigkeit, Konzentrationsschwäche und Schwindel sind die Folge.

Bei manchen Menschen ist der Kreislauf wachstumsbedingt etwas anfällig. Andere gehören schon vom Körperbau her zu den kreislauflabilen Typen. Sie werden als „Leptosome" bezeichnet, sind lang, dünn, haben schmale Schultern und einen flachen Brustkorb.

Verstärkt werden die Kreislaufprobleme vor allem durch drei Faktoren: Kaffee oder Cola, Rauchen und mangelnde Bewegung. Das Koffein im Kaffee und in der Cola treibt den Blutdruck erst in die Höhe, dann sackt er ab. Auch das Nikotin im Tabak bewirkt kurzfristig eine Blutdruckerhöhung, danach wird der Blutdruck jedoch gesenkt.

Da sich die Blutgefäße durch Muskeln aktiv zusammenziehen und das Blut weitertransportieren, führt mangelnde Bewegung auf die Dauer zu einem verlangsamten Weitertransport.

Weiterhin ist der Blutdruck auch an den Blutzucker gekoppelt und fährt nach viel Süßkram gerne Achterbahn.

Immer wenn man unsicher ist, sollte man die Beschwerden abklären lassen. Denn manchmal steckt auch etwas ganz anderes dahinter.

Zum Arzt,

- wenn der niedrige Blutdruck nach einer Infektionskrankheit über mehrere Wochen bestehen bleibt,

- wenn er mit Herzrhythmusstörungen einhergeht,
- wenn Ohnmachtsanfälle gehäuft auftreten, oder wenn man sie sich nicht erklären kann,
- bei ausgesprochener Blässe, auch der Schleimhäute (z. B. der Bindehaut der Augen, sieht man an der Innenseite des Unterlids, oder an den Lippen, das ist ein Hinweis auf Blutarmut).

Einfache Selbsthilfe

- Bewegung (Gymnastik, walken, fahrradfahren, spazierengehen, schwimmen usw.) trainiert die Blutgefäße.
- Wechselduschen: Allen Menschen mit niedrigem Blutdruck fällt es schwer, morgens auf Trab zu kommen. Dabei wäre es am besten, den Tag mit einer Wechseldusche zu starten.

Anleitung

3–5 Minuten warm (40 Grad) duschen, danach für 5–15 Sekunden kalt (20 Grad, muss also nicht eiskalt sein) abbrausen; dann wieder warm, dann wieder kalt. Mit einem kalten Guss aufhören. Um das Herz nicht zu sehr zu belasten, ist es wichtig, sich beim Abduschen eine ganz bestimmte Reihenfolge anzugewöhnen: Man soll sich langsam ans Herz „herantasten" (siehe die Abbildung). Den mittleren Rücken rechts und links der Wirbelsäule aussparen, denn dort liegen die kälteempfindlichen Nieren.

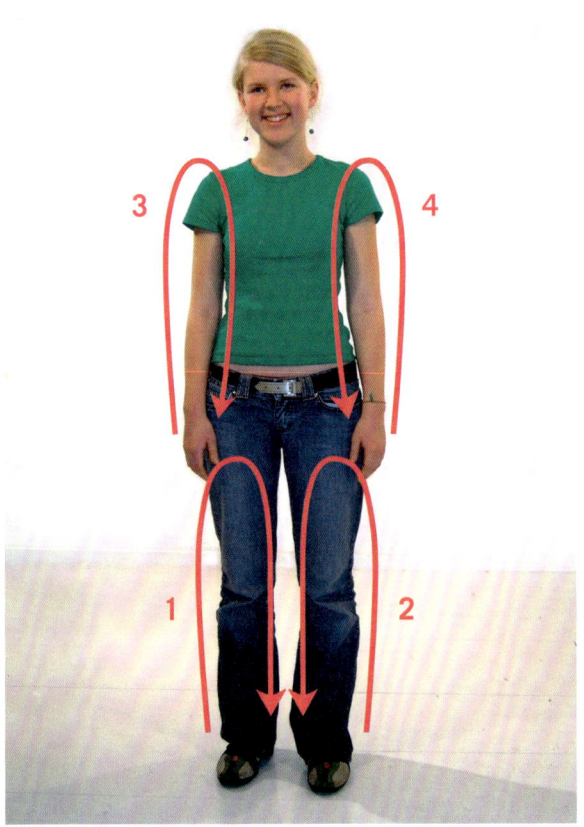

- Wenn einem die Vorstellung, den ganzen Körper kalt abzuduschen, zu barbarisch erscheint, kann man auch kurz am Waschbecken die Unterarme abwechselnd unter warmes und kaltes Wasser halten.
- Alternativ kann man den Körper bürsten, das regt den Kreislauf an und tut auch der Haut gut. Dafür geeignet sind Bürsten, Massagehandschuhe oder Luffagurken. Wir empfehlen Bürsten oder Massagehandschuhe, da sie besser trocknen. Ganz sanft bürsten, immer von außen (Hände, Füße) nach innen (Körpermitte) und in kleinen Kreisen. Im Gesicht kann man sich für die Schönheit mit einer extra dafür zu verwendenden weichen Zahnbürste bürsten.

- Viel trinken, vor allem Wasser! Durch das Trinken wird die Blutmenge erhöht. Und dann bleibt eben auch mehr Blut im Kopf.
- Aus der Wasserheilkunde stammt die „Tasse Kaffee der Naturheilkundler" – das kalte Unterarmbad. Dafür eine Plastikwanne mit kühlem Wasser füllen und Unterarme kurz eintauchen. Alternativ Hände, Handgelenke und Unterarme kurz unter laufendes kaltes Wasser halten.

Naturheilkunde & Komplementärmedizin

- Eine kreislaufanregende Pflanze ist der Rosmarin. Wirksam sind die ätherischen Öle, so dass sich das (naturreine!) Duftöl zur Behandlung anbietet. Besorgen Sie ein hochwertiges Aromaöl, z. B. von Primavera oder Farfalla. Man kann morgens 2–3 Tropfen Rosmarinöl in die Lieblings-Bodylotion oder das Duschgel geben – der Duft verfliegt nach kurzem. Das kann man auch auf Vorrat mischen. Für ein kreislaufanregendes Körperöl 80 ml Basisöl mit 5 ml Rosmarinöl und 5 ml eines anderen Duftöls mischen. Als Basisöl eignet sich Mandelöl, das in der Lebensmittelabteilung eines gut sortierten Bioladens erhältlich ist (billiger als in der Kosmetikabteilung). Zum Rosmarin passen gut Lemongras- oder Grapefruitöl, sie riechen sehr fruchtig und erfrischend. Das ätherische Öl von Zimt wirkt allgemein erwärmend (Herbst, Winter), Zypressenöl kreislaufanregend. Die ätherischen Öle können auch auf ein Taschentuch getropft werden, das Sie Ihrer Tochter/ Ihrem Sohn beim Aufwecken auf den Nachttisch legen. Für den Vormittag die Tropfflasche mit zur Schule geben: Bei einem Kreislaufabsacker kann daran geschnuppert werden.
- Wenn einem regelmäßig morgens beim Aufstehen schwindelig wird, dann wäre es sinnvoll, ein homöopathisches Arzneimittel auszuprobieren, das sich bei diesem Problem sehr bewährt hat: Haplopappus. Diese Pflanze kommt aus Südamerika und hat einen besonderen

Bezug zum Herz-Kreislaufsystem. Eingesetzt wird das Mittel bei niedrigem Blutdruck verbunden mit Müdigkeit, Kopfschmerzen, Flimmern vor den Augen und Schwindel. Morgens zehn Minuten vor dem Aufstehen 1 Tablette Haplopappus D3 einnehmen, gegebenenfalls auch tagsüber zu den so genannten „Kreislaufzeiten" (11:00 und 16:00 Uhr). Über drei bis vier Wochen einnehmen, dann eine Woche Pause einlegen. Wenn sich keine Verbesserung einstellt, einen homöopathischen Therapeuten befragen.

Schwindelattacken, Kreislaufkollaps

Schwindel ist eigentlich nur ein Symptom, ein Krankheitszeichen, und keine Krankheit selbst. Schwindel kann viele Ursachen haben. In diesem Buch soll es nur um plötzliche Schwindelattacken auf Konzerten, nach einer langen Nacht oder am Samstagvormittag in der Kassenschlange gehen.

Üblicherweise gibt es vier Hauptgründe für Schwindel im Jugendalter:

- Niedriger Blutdruck
- Sauerstoffmangel im Gehirn nach langem Stehen, bei plötzlichem Aufstehen u. Ä. Man bezeichnet dies im medizinischen Fachjargon als „orthostatische Dysregulation". Die „Orthostase" meint die günstige Verteilung des Blutes, eine Dysregulation bedeutet immer, dass etwas nicht ausgeglichen ist oder nicht richtig funktioniert. Wenn man steht, dann sackt das Blut in die Beine und hat es um so schwerer, bis nach oben ins Gehirn zu gelangen. Blutleere im Gehirn und damit einhergehender Sauerstoffmangel im Gehirn führt dazu, dass einem schwarz vor Augen wird.
- Ganz häufig: Stress! Damit kann psychischer Stress gemeint sein, aber auch körperlicher Stress: Schlafmangel, Hunger, schlechte Luft, Überreizung der Nerven.

Zum Arzt,

- wenn Schwindel nach einer Infektionskrankheit über mehrere Wochen bestehen bleibt,
- wenn Schwindel mit Herzrhythmusstörungen einhergeht,
- wenn grundlos Ohnmachtsanfälle auftreten,
- bei ausgesprochener Blässe, auch der Schleimhäute (z. B. der Bindehaut der Augen, sieht man an der Innenseite des Unterlids, oder an den Lippen, das ist ein Hinweis auf Blutarmut),
- wenn Zeichen eines Krampfanfalls (Muskelzuckungen, Zungenbiss, unwillkürlicher Abgang von Stuhl oder Urin) beobachtet werden.

Infos für Jugendliche

Am besten ist es, vorzubeugen: Wenn dich ein Ereignis erwartet, beispielsweise ein Konzert, bei dem es zu einer Kreislaufschwäche kommen könnte, dann bereite dich vor, insbesondere wenn du weißt, dass dir langes Stehen und schlechte Luft zu schaffen machen. Also: ausreichend schlafen, vorher genug trinken (kein Alkohol), nicht zuviel essen (speziell nicht zu viele Kohlenhydrate).

Was tun im Notfall

Wenn einer Freundin/ einem Freund schwarz vor Augen und übel wird, versuch, sie an die frische Luft zu bringen. Leg sie auf den Rücken, die Beine hoch. Enge Sachen (Gürtel) sollten gelockert werden (siehe Abbildung auf der nächsten Seite).

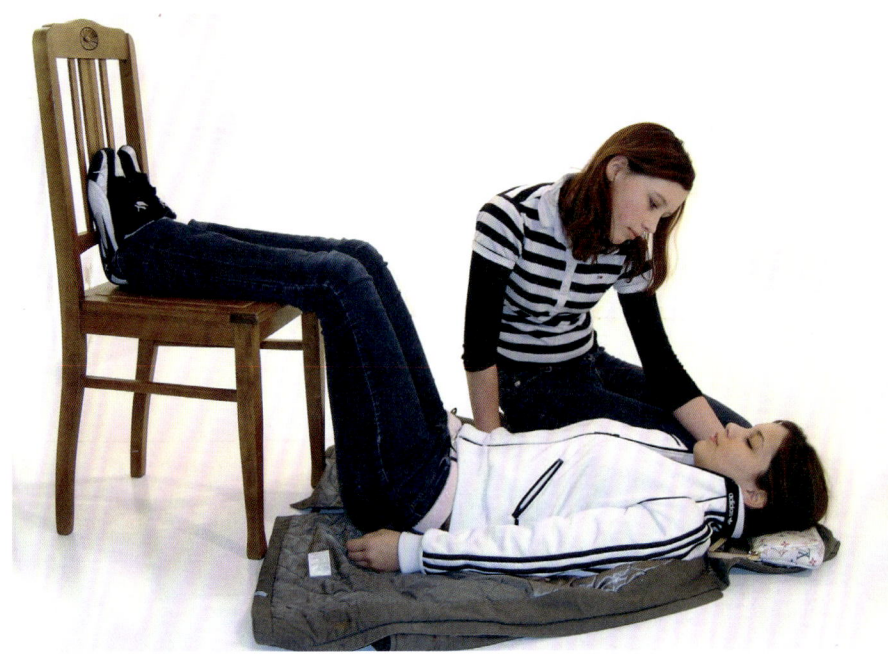

Naturheilkunde & Komplementärmedizin

• Korodin-Tropfen aus der Apotheke enthalten Weißdorn und Kampfer. Sie dürfen nicht von Kleinkindern eingenommen werden. Korodin-Tropfen haben sich bewährt, wenn einem nach langem Stehen der Blutdruck absackt. Gerade junge Leute, die lang und dünn sind, profitieren von der Einnahme. Bitte nicht Korodin gleichzeitig mit homöopathischen Mitteln anwenden. Der Kampfer kann die Wirkung der homöopathischen Arzneien aufheben.

• Das homöopathische Arzneimittel Veratrum album D3 (Tropfen) hat sich bei drohender Kreislaufschwäche bewährt: 2–3 Tropfen in den Mund tropfen. Dafür einfach die Unterlippe nach vorne ziehen und vor die Zähne tropfen. Veratrum album ist besonders angezeigt, wenn es sich um einen emotionalen Kollaps handelt und vorher schwächende Krankheiten bestanden.

Blutarmut

Von Blutarmut oder Anämie spricht man nicht, wenn insgesamt zu wenig Blut da ist. Vielmehr besagt dieser Ausdruck, dass das Blut zu wenig rote Blutkörperchen (Erythrozyten) hat bzw. dass der in ihnen enthaltene rote Blutfarbstoff (Hämoglobin) zu wenig im Blut vorhanden ist.

Bei Blutarmut fühlt man sich schlapp und leistungsschwach. Bei einer Eisenmangelanämie – die roten Blutzellen brauchen Eisen, um es in den Blutfarbstoff einzubauen (daran wird dann der Sauerstoff in der Lunge gebunden) – hat man Kopfschmerzen und keinen Appetit. Es kann zu Durchfall oder auch Verstopfung kommen, die Haut ist trocken, die Haare und die Fingernägel sind brüchig. In den Mundwinkeln bilden sich Einrisse, und wenn es dann langsam dramatisch wird, brennt die Zunge.

Eine Blutarmut ist bei Jugendlichen, insbesondere bei Mädchen, nicht selten. Ursache dafür sind das Wachstum und die Periodenblutung (vor allem starke oder häufige Monatsblutungen). Daneben kann eine Anämie auch durch Erkrankungen, Medikamente, eine Schwangerschaft oder Blutverlust (z. B. starkes Nasenbluten) verursacht werden. Eine Mangelernährung kann hier ebenfalls eine Rolle spielen.

Zum Arzt

Wenn Ihr Kind sich trotz gesunder Lebensführung schlapp und müde fühlt und zudem unter den oben genannten Beschwerden leidet, dann lassen Sie unbedingt beim Arzt ein Blutbild machen, in dem er die Werte für die roten Blutkörperchen, den Hämoglobingehalt, den Hämatokrit und das Speichereisen bestimmt. Auch sollten Sie oder Ihr Kind dem Arzt davon berichten, falls in letzter Zeit noch andere Beschwerden aufgetreten sind. So kann er abklären, ob etwas Schlimmeres dahinter steckt.

Selbstbehandlung kommt nicht in Frage! Eine Ursachenklärung ist absolut erforderlich!

In der Regel wird bei einer Eisenmangelanämie vom Arzt so genanntes zweiwertiges Eisen in Tablettenform verabreicht. Er sollte ein magensaftresistentes Präparat verschreiben, das erst im Darm aufgelöst wird, um Magenschmerzen zu vermeiden.

Einfache Selbsthilfe

Will man auf die Schnelle Energie tanken, ist es ratsam, zu Honig zu greifen: als kleine Kur für zwei bis drei Wochen 2–3 x täglich 1 Teelöffel Honig einnehmen. Bitte Imkerhonig kaufen, am besten in Bioqualität. Andere Honige sind u. U. mit Zucker gestreckt, mit Schadstoffen, Resten von Bienenarzneimitteln oder Antibiotika belastet. **Achtung:** Keinen Honig an kleine Kinder unter einem Jahr abgeben, auch nicht den Löffel ablecken lassen. Es besteht die Gefahr der Übertragung von Botulismuskeimen aus dem Honig.

Naturheilkunde & Komplementärmedizin

Die Ernährung ist die wichtigste Möglichkeit, Eisen aufzunehmen. Dazu einige Hinweise:

- Vitamin C fördert die Eisenaufnahme. Vitamin C-haltig sind z. B. Zitrusfrüchte, Zitronensaft, Kiwis, Acerolakirsche, Hagebuttenmus, Paprikaschoten und Äpfel.
- Rotes Fleisch und Eier enthalten viel Eisen. Wie man sich denken kann, auch Leber und Blutwurst, aber das ist nicht jedermanns Sache und sollte – wenn überhaupt – möglichst bei einem Biometzger gekauft werden.
- Eisenhaltig oder die Blutbildung anregend sind außerdem verschiedene Getreide- und Gemüsesorten:
  - ✓ Haferflocken, Natur- oder Vollkornreis, Bohnen und Linsen, Nüsse und Trockenobst
  - ✓ Gemüse- und Obstsorten, die reich an grünen Farbstoffen (Chlo-

rophyll) sind: Chlorophyll ist besonders in Petersilie, Brennnessel, Spinat und Löwenzahn enthalten. Allerdings ist der Spinat keine so gute Eisenquelle, wie es immer hieß. Tatsächlich haben Millionen von Kindern Spinat bekommen, weil in den 1920er Jahren in der entscheidenden Tabelle über den Eisengehalt das Komma beim Spinat eine Stelle zu weit nach rechts gerutscht ist! Übrigens: Die chlorophyllhaltigen Pflanzen (Petersilie, Brennnessel) enthalten nicht selten auch noch Vitamin C.

✓ Gemüse- und Obstsorten, die reich an rot-blauen Farbstoffen (Anthozyane) sind. Anthozyane stecken z.B. in roter Bete, Holunderbeeren, Heidelbeeren, blauen Trauben und schwarzen Johannisbeeren. Während die Eisenpräparate das für den roten Blutfarbstoff erforderliche Eisen von außen zuführen, verbessern diese Farbstoffe die Sauerstoffversorgung im Organismus.

Bei Eisenmangel zu empfehlen:

- Haferflocken zum Frühstück
- Heidelbeeren mit Milch
- Studentenfutter für zwischendurch, am besten mit Rosinen, Walnüssen, Trockenaprikosen
- Fruchtschnitten aus dem Reformhaus
- Paprika als Pausensnack
- Rote Bete-Rohkost mit Äpfeln und Nüssen
- Im Winter warmer Holunderbeersaft mit Honig und Zitrone

- Viele Eisenpräparate führen zu Verstopfung, so dass es sinnvoll ist, mit einigen eingeweichten Pflaumen, einem kleinen Glas Pflaumensaft, Leinsamen plus Wasser, Milchzucker oder einfach einem Glas warmen Wasser morgens früh gegenzusteuern.

- Keinen schwarzen Tee zum Essen trinken, er behindert die Aufnahme von Eisen aus dem Darm.
- Angenehmer als Brausetabletten mit Eisen ist bei leichtem Eisenmangel „Kräuterblut" aus dem Reformhaus. Kräuterblut muss im Kühlschrank aufbewahrt und regelmäßig eingenommen werden. Die angebrochene Flasche hält nur begrenzt.
- Schließlich gibt es auch ein Schüßler Salz, das den Eisenstoffwechsel anregt: Ferrum phosphoricum D3. Drei Wochen lang 3 x täglich 1 Tablette einnehmen, dann eine Woche Pause einlegen.

Magen und Darm

Bauchschmerzen

Bauchschmerzen können bei Kindern und Jugendlichen eine ganze Reihe von Gründen haben. Zunächst sollte man natürlich an Ursachen denken, die tatsächlich im Bauchbereich liegen: ein verdorbener Magen, eine Magenschleimhautentzündung, vielleicht sogar eine Blinddarmreizung oder -entzündung. Aber auch entfernter liegende Organe können Bauchschmerzen verursachen: Erkrankungen der Geschlechtsorgane, selbst eine Lungenentzündung oder HNO-Erkrankungen können mit Bauchschmerzen beginnen. Schließlich kann auch psychischer Stress wie beispielsweise Angst vor der Schule zu Bauchschmerzen führen.

Zum Arzt

Bei akuten starken Bauchschmerzen oder wenn Bauchschmerzen immer wieder kommen, Ihr Kind ungewollt Gewicht verliert und z. B. immer wieder erbrechen muss, ist es notwendig, zum Arzt oder sogar gleich in die Notaufnahme zu gehen!

Auf drei Krankheiten, die eine ärztliche Behandlung erfordern, soll an dieser Stelle hingewiesen werden, da sie im Kindes- und Jugendalter häufig erstmalig auftauchen: Morbus Crohn und Colitis ulcerosa – beide zählen zu den chronisch entzündlichen Darmerkrankungen – und Zöliakie.

Typische Symptome, die den Verdacht auf eine chronisch entzündliche Darmerkrankung bei Kindern und Jugendlichen nahelegen, sind Bauchschmerzen und Krämpfe, oft blutiger Durchfall, Gewichtsverlust, Appetitlosigkeit, Fieber und Wachstumsverzögerungen.

Morbus Crohn befällt vorrangig den Dünndarm, Colitis ulcerosa den Dickdarm und den Mastdarm. Sie beginnen typischerweise im Alter von 15 bis 35 Jahren, können aber in jedem Alter und auch schon bei Kleinkindern vorkommen. Wir beobachten, dass die Patienten immer jünger werden.

Die Zöliakie als drittes Krankheitsbild ist relativ häufig. Sie kann in jedem Alter auftreten, auch bei Jugendlichen und Kleinkindern. Bei dieser Erkrankung besteht eine Unverträglichkeit von dem in vielen Getreidesorten enthaltenen Klebereiweiß Gluten. Dadurch wird die Darmschleimhaut geschädigt, die Nährstoffe können nicht mehr richtig aufgenommen werden. Durchfälle, Vitaminmangel, Eisenmangel, Gewichtsverlust, allgemeine Schwäche, Wachstumsverzögerung, Blutarmut und Probleme mit Knochen und Gelenken sind die Folge. Gluten ist in Weizen, Roggen, Gerste, Hafer, Dinkel und Kamuth enthalten. Diese Getreidesorten müssen bei Zöliakie konsequent gemieden werden. Erlaubt sind Mais, Reis, Hirse und Buchweizen.

Nervöse Magenschmerzen

Die Verdauung klappt nur, wenn man nicht unter Stress leidet. Wenn man gestresst ist, kann es sein, dass man Blähungen bekommt, vielleicht auch krampfartige Beschwerden oder Durchfall. Auch die Psyche, also die Gemütsverfassung, kann die Verdauung beeinflussen. Sorgen, Kummer und Ängste können einem „auf den Magen schlagen".

Einfache Selbsthilfe

• Ganz wichtig: gut kauen und in Ruhe essen. Wenn man gut kaut, wird der Speisebrei ordentlich zerkleinert und mit Speichel durchmischt, in dem bereits Verdauungsenzyme enthalten sind. Der Vorteil vom langen Kauen ist außerdem: So wird man bestimmt nicht dick! Das Sättigungsgefühl tritt nicht sofort ein – die Zeit, die man in Ruhe isst, gibt dem Körper die Möglichkeit zur Rückmeldung. Wer also schlank bleiben will, für den ist die beste Methode: langsam essen, gut kauen, im Sitzen essen, möglichst nichts anderes nebenher machen.

- Immer gut: eine Wärmflasche oder ein warmes Kirschkernkissen in der Magengegend. Auf der Abbildung sieht man ein Kirschkernkissen in Herzform, das genau auf der richtigen Stelle liegt, dort, wo der Magen ist.

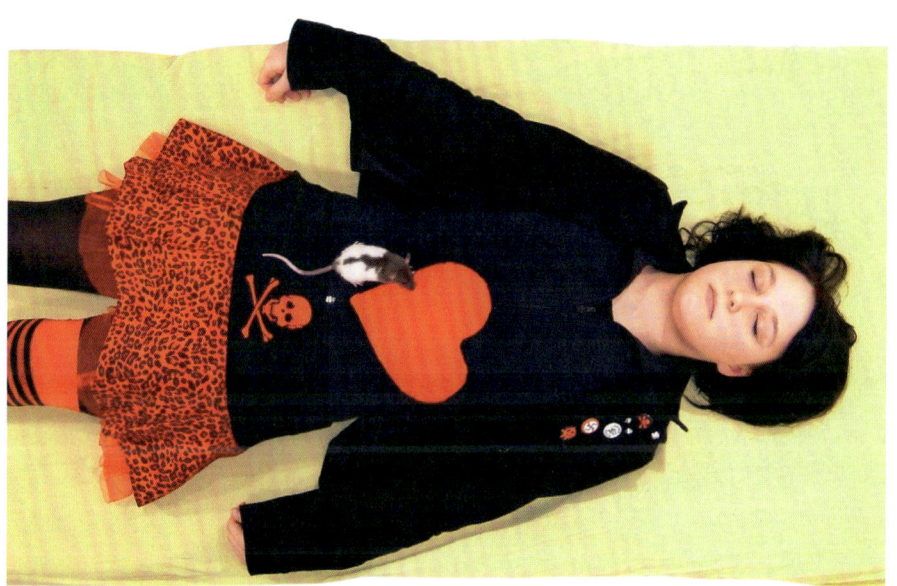

Naturheilkunde & Komplementärmedizin

- Die Heilpflanze, an die man immer bei der Kombination „Nerven – Magen" denken sollte, ist die Zitronenmelisse. Ein Tee aus den Melissenblättern schmeckt sehr gut, leicht fruchtig-zitronig. Bitte achten Sie auf Apothekenqualität. Einen gestrichenen Teelöffel Melissenblätter mit einer Tasse Wasser überbrühen und zugedeckt

zehn Minuten ziehen lassen, abseihen und schluckweise trinken.
- Das naturheilkundliche Mittel Iberogast® enthält Melisse, Pfefferminze, Kamille und sechs weitere Pflanzen, die entkrampfend und beruhigend wirken. Anwendung bitte nach Packungsbeilage.

Verdorbener Magen

Man spürt es genau: Man hat irgend etwas gegessen, das einem nicht bekommen ist. Eine schon länger geöffnete Fischdose, eine nicht mehr ganz frische Leberwurst, die Hackfleischsoße, die seit vorgestern auf dem Herd stand. Und jetzt rumort es gewaltig.

Zunächst einmal: Durchfall und Erbrechen sind an sich nichts Schlimmes, sondern – in gewissem Umfang – Selbstheilungsmaßnahmen des Körpers.

Zum Arzt,
- wenn starke Allgemeinsymptome wie Fieber, Kopfschmerzen, Muskelkrämpfe oder Kollaps auftreten oder die Beschwerden nach zwölf bis 24 Stunden nicht abgeklungen sind,
- wenn galliges oder blutiges Erbrechen auftritt.

Einfache Selbsthilfe
- Erst mal nichts essen.
- Langsam und schlückchenweise Wasser oder eine Elektrolytlösung (Oralpädon®) trinken.
- Wärme tut insbesondere bei Krämpfen gut, z. B. in Form einer Wärmflasche. Achtung: nur halbvoll mit heißem, nicht kochendem Wasser füllen und die Luft ausdrücken, Verschluss zudrehen und prüfen (umdrehen), ob die Flasche dicht ist.

Naturheilkunde & Komplementärmedizin

- Kamillentee sollte man eher bei dem Bedürfnis nach Wärme und einem krampflösenden Tee trinken, Pfefferminztee bei dem Wunsch nach etwas Kühlendem und bei Übelkeit.
- Okoubaka D3-Tabletten sind bei verdorbenem Magen und Durchfall angezeigt: Bis zu stündlich 1 Tablette im Mund zergehen lassen.

Nahrungsmittelallergien und -unverträglichkeiten

Normalerweise nehmen wir Nahrungsmittel auf, verdauen sie, verwerten die Nährstoffe, scheiden den Rest aus – und vertragen die Nahrung gut. Das ist jedoch nicht bei jedem von uns so. Viele Menschen vertragen bestimmte Nahrungsmittel nicht und haben dann Beschwerden, die sie zunächst gar nicht mit der Nahrung in Verbindung bringen.

Nahrungsmittelallergien können zu Verstopfung, Durchfall, Krämpfen, Hautausschlägen, Heuschnupfensymptomen, Fieber oder einem regelrechten allergischen Schock führen.

Daneben kann es auch zu Unverträglichkeiten ohne eine allergische Reaktion kommen. Manche Menschen vertragen keinen Milchzucker, weil im Körper Substanzen, die notwendig sind, um den Milchzucker abzubauen, fehlen. Durchfall, Bauchschmerzen und Blähungen sind die Folge. Während bei einer Allergie eine kleine Menge der allergieauslösenden Nahrung ausreicht, um eine möglicherweise schwere Reaktion auszulösen, geht es bei einer Unverträglichkeit darum, dass einem das jeweilige Lebensmittel einfach nicht gut bekommt und daher möglichst reduziert oder sogar gemieden werden sollte.

Eine Störung wie die Unverträglichkeit von Milchzucker ist häufig angeboren. Andere Unverträglichkeiten treten bei gesunden Menschen auf, die empfindlich auf bestimmte Stoffe in der Nahrung reagieren. Dazu gehören beispielsweise Koffein in Kaffee oder Cola oder bestimmte Stoffe, die z. B. in Käse oder Rotwein enthalten sind (Histamin) und Kopfschmerzen verursachen können.

Schließlich gibt es zahlreiche Zusatzstoffe, z. B. Farbstoffe, Konservierungsstoffe, Geschmacksverstärker, Süßstoffe, Pflanzenschutzmittel oder Antibiotika, die eine ungünstige Wirkung haben und bei bestimmten Menschen zu Beschwerden führen können.

Alle diese Unverträglichkeiten können zu Magen-Darmbeschwerden oder Hautproblemen führen, aber auch zu den folgenden Beschwerden:

- Ständige Müdigkeit, Konzentrationsschwäche, Hyperaktivität
- Aggression, starke Stimmungsschwankungen, Weinerlichkeit
- Extreme Kitzligkeit
- Starkes Schwitzen
- Blasses, ausdrucksloses Gesicht
- Wiederkehrende Ohrenentzündungen, rote Ohren, dauernd verstopfte Nase, Husten, übermäßige Speichelproduktion
- Fleckige Zunge, Zahnabdrücke auf der Zunge, weiße Zunge
- Starker Durst
- Raue Stimme
- Steife Gelenke
- Blasenprobleme
- Schlafprobleme

Wenn Verdauungsbeschwerden oder die oben beschriebenen Symptome anhalten oder immer wieder scheinbar unerklärlich auftauchen, ist es durchaus sinnvoll, an die Ernährung zu denken – insbesondere dann, wenn andere Ursachen schon ausgeschlossen wurden. Hier kann man in ganzheitlich ausgerichteten Labors entsprechende Blutuntersuchungen durchführen lassen.

Häufige Nahrungsmittelallergene, also Substanzen, die **Allergien** auslösen, sind in absteigender Häufigkeit in folgenden Lebensmitteln enthalten:

- Milch
- Hühnerei
- Weizen
- Soja
- Karotten, auch wenn man es nicht glauben mag!
- Fisch
- Zitrusfrüchte, Erdbeeren, Tomaten
- Nüsse
- Konservierungsstoffe, z. B. Benzoe-Säure

Nahrungsmittel, die häufig nicht vertragen werden und **Unverträglichkeitsreaktionen** auslösen, sind:

- Weizen
- Käse
- Schokolade
- Wein
- Schweinefleisch
- Bananen
- Zusatzstoffe, v. a. Geschmacksverstärker (Glutamat), Farbstoffe, Konservierungsstoffe

Naturheilkunde & Komplementärmedizin

Wenn Sie den Verdacht haben, dass Ihr Kind bestimmte Lebensmittel nicht verträgt, dann wenden Sie sich an den Kinderarzt. Es gibt speziell ausgebildete Gastroenterologen für Kinder und Jugendliche.

Blähungen

Blähungen und Pupsen – medizinisch spricht man vom „Flatulenz" oder „Abgang von Winden" – sind ein Zeichen dafür, dass es im Darm gärt und sich dort Luft angesammelt hat, die dann „nach hinten" entweicht. Blähungen sind keine Krankheit, können aber zu Bauchschmerzen führen und sollten, wenn sie anhalten, behandelt werden. Man sollte am besten mit dem Kinder- und Jugendarzt sprechen, um die Ursache herauszufinden.

Einfache Selbsthilfe

Hat der Kinderarzt herausgefunden, dass es mit der Darmflora Ihres Kindes nicht zum Besten bestellt ist, dann sollten Sie aktiv werden und viel Joghurt oder Dickmilch anbieten, milchsauer eingelegtes Gemüse (z.B. Rote Bete oder Sauerkraut). Im Rezeptteil findet sich ein Sauerkrautbrot, das wirklich sehr lecker schmeckt, so dass man es für eine kleine Sauerkrautkur jeden zweiten Tag gut runterkriegt. Auch eine witzige Idee: Spagetti mit Sauerkraut. Das geht sehr schnell: Spagetti kochen, mit einer Portion Sauerkraut vermischen, vielleicht noch einen Schuss Sahne dazugeben und mit Salz und Pfeffer abschmecken, fertig.

Naturheilkunde & Komplementärmedizin

Die Pflanzen, die am besten gegen Blähungen helfen sind Kümmel und Fenchel. Man kann die Samen mischen und dann am besten nach jeder Mahlzeit ein paar Körnchen davon kauen. Das fördert die Verdauung und ist zudem gut für einen frischen Atem. Man kann auch noch Anis dazugeben. Wem das nicht schmeckt, der ist vielleicht für eine Kümmelstange mit Obazda oder Frischkäse zu haben.

Diabetes

Bei der Zuckerkrankheit (Diabetes mellitus) produziert der Körper nicht ausreichend Insulin. Insulin ist ein Hormon aus der Bauchspeicheldrüse, das dafür sorgt, dass der Einfachzucker aus dem Blut (Glukose) in die Zellen gelangt. Glukose liefert der Körperzelle die Energie und ist für das Funktionieren unseres Körpers unerlässlich.

Das Ergebnis der mangelhaften Insulinproduktion: Der Zelle fehlt die Energie, aber das Blut quillt vor Zucker förmlich über. Der Zucker wird über die Nieren ausgeschieden – daher riecht oder schmeckt der Urin auch süßlich, was den Namen der Krankheit erklärt.

Diabetes ist die häufigste Stoffwechselerkrankung im Kindes- und Jugendalter. Wenn sie schon bei Kindern und Jugendlichen auftritt und das Insulin ganz fehlt, spricht man vom Typ I-Diabetes. Menschen mit dieser Krankheit müssen permanent und lebenslang Insulin spritzen. Es ist für den Verlauf der Krankheit sehr wichtig, dass sie früh erkannt und behandelt wird!

Frühsymptome eines Diabetes sind:

- Man muss sehr oft und viel pinkeln, auch nachts!
- Man hat starken Durst, obwohl man viel trinkt.
- Man ist müde, abgeschlagen und leistungsschwach.
- Man nimmt an Gewicht ab.
- Wunden heilen schlechter.
- Man wird auf üblen Mundgeruch angesprochen.

Bei dem Verdacht auf eine Diabeteserkrankung wird der Zucker im Blut bestimmt und gegebenenfalls ein Glukosetoleranztest im Labor gemacht. Bei diesem Test – man muss eine Zuckerlösung trinken – wird geprüft, wie der Körper den aufgenommenen Zucker verwertet und verarbeitet.

Für den Diabetiker ist es lebenswichtig, dass im Blut nicht zu viel und nicht zu wenig Zucker ist. Deshalb muss er regelmäßig seinen Blutzucker messen und gegebenenfalls Insulin spritzen.

Zum Arzt,
bei Verdacht auf Diabetes immer!

Der häufigste Notfall, auf den man vorbereitet sein sollte, ist die Unterzuckerung (zu wenig Zucker im Blut, Hypoglykämie). Auslöser können eine Überdosierung des Insulins und / oder eine ungenügende Nahrungsaufnahme sein, körperliche Anstrengung, Alkoholgenuss, Erbrechen oder Durchfälle. Bei Unterzucker bekommt man plötzlich Heißhunger (auf etwas Süßes), fängt an zu zittern, der Schweiß bricht einem aus. Man wird blass, unruhig, schwach – vielleicht sogar verwirrt oder bewusstlos. Der Puls geht schnell, die Pupillen sind weit, die Haut ist feucht und schwitzig. Wenn man bei Bewusstsein ist, sollte man schnell einen Schluck Orangensaft oder einen anderen süßen Saft (keinen Diätsaft mit Süßstoff) trinken. Am besten ist es, für solche Fälle ein Stück Traubenzucker bei sich zu haben.

Infos für Jugendliche

Diabetes ist eine schwere und gefährliche Krankheit. Es ist sehr wichtig, dass auch die Freunde wissen, was sie tun sollen – das heißt, im Notfall etwas Süßes zu trinken oder zu essen geben. Im Zweifelsfall die 112 für genaue Anweisungen anrufen.

Blase und Nieren

Akute Blasenentzündung

Die Harnblase befindet sich, wenn sie voll ist, in der Mitte des Unterbauches, ungefähr auf halbem Weg zwischen Bauchnabel und Schritt. Die leere Harnblase ist hinter dem Schambein verborgen.

Bei einer Blasenentzündung (Zystitis) ist die Schleimhaut der Harnblase entzündet, es kommt zu Beschwerden beim Pinkeln:

- Man muss plötzlich auf die Toilette oder hat das Gefühl, gleich in die Hose zu machen (man spricht hier von „Harndrang"), und auf dem Klo kommt dann nur ganz wenig Urin.
- Das Wasserlassen selbst ist schmerzhaft und brennt.
- Der Urin kann, in schweren Fällen, auch blutig sein.
- Außerdem hat man vielleicht Schmerzen im Unterbauch.
- Insgesamt geht es einem bei einer Blasenentzündung nicht gut, man fühlt sich erschöpft und abgeschlagen, auch Fieber ist möglich.

Nachgewiesen wird eine Blasenentzündung durch eine Urinprobe. Hier sind dann Bakterien und weiße Blutkörperchen (sie sind für die Abwehr zuständig) nachweisbar, vielleicht auch Blut oder Blutspuren als Zeichen der wunden Schleimhaut.

Blasenentzündungen werden häufig durch Keime aus dem Darm verursacht, die durch mangelnde Hygiene oder falsches Abwischen nach dem Stuhlgang in den Scheidenbereich gelangen. Mädchen haben leider sehr viel öfter eine Blasenentzündung als Jungs. Das liegt daran, dass die Harnröhre bei Mädchen nur wenige Zentimeter lang ist, bevor sie in die Harnblase mündet. Hier können leicht Keime aufsteigen. Bei Jungs dagegen führt die Harnröhre durch den gesamten Penis bis zu der dahinter liegenden Blase.

Weitere Ursachen für eine Blasenentzündung:

- Unterkühlung: Wenn man sich verkühlt, ziehen sich die Blutgefäße zusammen, die Abwehr funktioniert nicht mehr so gut. Verkühlt werden können die Füße (die Kälte steigt auf), die Blase selbst (Sitzen auf kalten Bänken, Mauern etc.) oder die Nieren (bauchfrei rumlaufen, wenn das Wetter dafür nicht geeignet ist).
- Mechanische Reizung, z. B. durch den Geschlechtsverkehr.
- Tampons: Wenn ein Mädchen Tampons trägt und diese nicht häufig genug wechselt, kommt es sehr leicht zu einer Entzündung im Vaginalbereich, die dann durch die Harnröhre in die Blase aufsteigen kann.

Begünstigt wird eine Blasenentzündung durch folgende Faktoren:

- Eine Entzündung kann leichter auftreten, wenn man wenig trinkt. Dann wird die Blase schlechter durchspült, Keime können sich ansammeln.
- Darmpilze können eine Blasenentzündung begünstigen.
- Angst, Stress oder eine schwache Abwehrlage können alle Krankheiten, also auch eine Blasenentzündung, fördern.

Zur Vorbeugung einer Blasenentzündung gilt vor allem für Mädchen:

- Das Wichtigste ist: Den Po immer von vorn nach hinten abwischen.
- Waschlappen täglich wechseln.
- Keine übertriebene Hygiene im Genitalbereich, keine scharfen Seifen, keine parfümierten Waschlotionen. Dadurch werden die Schleimhaut gereizt und der Säureschutzmantel beeinträchtigt.
- Keine Synthetikunterwäsche, keine Slipeinlagen. Durch das Plastik kann die Haut nicht mehr atmen, und Krankheitserreger vermehren sich besonders gut.
- Neue Unterwäsche vor dem ersten Tragen waschen. Bei Handwäsche die Seife gut ausspülen.

- Auf dem Klo die Harnblase vollständig entleeren. Steht Urin längere Zeit in der Blase, können sich Infektionen bilden. Deshalb sollte man die Harnblase auch nicht nur vollständig, sondern regelmäßig entleeren.
- Tampons häufig wechseln (wenigstens alle fünf bis sechs Stunden).
- Um eine Unterkühlung zu vermeiden, wäre es gut, im Winter die Blase warm zu halten: Dafür kann man eine alte Strumpfhose abschneiden und anziehen, aber auch Stulpen und Leggings sind gut. Im Winter nicht auf Steintreppen oder auf den Boden setzen, im Sommer nach dem Schwimmen den nassen Badeanzug ausziehen, vor allem wenn es windig ist.
- Warme Füße sind wichtig, gerade im Winter. Deshalb sind UGGs super oder andere dicke Boots mit Fellfutter.

Zum Arzt

Bei der ersten Blasenentzündung führt einen der Schmerz wahrscheinlich schon freiwillig zum Arzt. Bei wiederkehrenden Beschwerden ist es sinnvoll, wenn der Arzt eine so genannte Urinkultur anlegt. Das heißt: Urin wird im Brutschrank auf die Bakterien geprüft, die die Blasenentzündung verursacht haben. Das ist wichtig, damit die Therapie optimal wirkt.

Auch bei blutigem Urin und starken Allgemeinbeschwerden (Fieber, Schüttelfrost, Erbrechen, Durchfall, Rückenschmerzen) bitte sofort den Arzt aufsuchen.

Aus einer Blasenentzündung kann eine chronische Blasenentzündung, eine Nierenbecken- oder sogar Nierenentzündung werden. Deshalb bitte zum Arzt, auch wenn man zunächst naturheilkundlich/ homöopathisch behandeln möchte. Der Arzt kontrolliert den Heilungsverlauf und sieht, ob man nicht doch auf chemisch-synthetische Mittel zurückgreifen muss.

Einfache Selbsthilfe

- Bei einer Blasenentzündung helfen Wärme und Teetrinken besonders gut. Wärme entspannt die Muskulatur und tut gut, beispielsweise durch ein warmes Sitzbad, eine Wärmflasche auf dem Unterleib oder zwischen den Beinen!
- Rückzug auf's Sofa oder gleich ins Bett (am besten mit einer Wärmflasche) bietet dem Körper die Möglichkeit, sich auf die Bekämpfung der Blasenentzündung zu konzentrieren.
- Trinken spült die Nieren durch. Geeignet ist abgekochtes Wasser und mehrmals täglich eine Tasse „Blasen-Tee" (s. Rezepte).
- Reis wird immer gut vertragen und spült die Nieren durch.

Naturheilkunde & Komplementärmedizin

- Wenn Wärme in der Blasenregion eher unangenehm ist, temperaturansteigende Fußbäder durchführen.

Anleitung temperaturansteigendes Fußbad

Wäschewanne oder besser noch eine Plastiktonne verwenden, in der beide Füße bequem Platz haben. Bis zu den Knöcheln mit körperwarmem Wasser füllen. Dann vorsichtig aus einer Kanne heißes Wasser dazugießen. Das Wasser gießt man am besten an den Fußspitzen dazu, aber **Vorsicht:** Verbrennungsgefahr! Wenn man ganz genau sein will, soll die Wassertemperatur auf 42 Grad erhöht werden. Darin die Füße noch fünf Minuten baden, dann abtrocknen und ruhen. Bei Schwindel sofort aufhören!

Anleitung Sitzbad

Für ein Sitzbad benötigt man eine große Wäschewanne, die man mit warmem Wasser füllt (Körpertemperatur). Badedauer: 10–15 Minuten. Notfalls geht es natürlich auch in der Badewanne.

- Als allgemein entzündungsmindernde Heilpflanze kann man die Kamille einsetzen, beispielsweise als Zusatz für ein Sitzbad. Hierfür am besten fertiges Kamillenblütenkonzentrat (z. B. Kamillosan®) nach Beipackzettel dem Wasser zugeben. Badedauer: 5–10 Minuten.
- Senfölhaltige Pflanzen wirken antibakteriell. Dazu zählen Meerrettich, Rettich, Radieschen, Kapuzinerkresse, Brunnenkresse. Es gibt ein fertiges Arzneimittel, das bei Blasenentzündungen eingesetzt wird: Angocin® Anti-Infekt N, bestehend aus Kapuzinerkresse und Meerrettichwurzel. Günstig ist es auch, sich ein Glas Meerrettich zu besorgen und regelmäßig ein kleines Löffelchen davon zu essen, vielleicht mit Honig gemischt.
- In der Apotheke gibt es zahlreiche fertige Teemischungen gegen Blasenentzündungen. Die wichtigsten Heilpflanzen sind Goldrutenkraut, Hauhechelwurzel, Orthosiphonblätter, Brennnesselkraut, Löwenzahnwurzel und -kraut. Bärentraubenblätter wirken antibakteriell, sollten in Teemischungen aber nicht mehr als 30 % betragen. Bei Bärentraubenblättertee wird manchmal empfohlen, zusätzlich Speisesoda oder ein Basenpulver zu nehmen (bitte in der Apotheke genau erklären lassen). Eine Teemischung ist im Rezeptteil.
- Auch Cranberries helfen dabei, dass sich die Bakterien nicht so schnell vermehren können. Dazu gibt es in der Apotheke ein Konzentrat aus Cranberries (Cranberola®).
- In der Homöopathie haben sich verschiedene Arzneimittel bei Blasenentzündung bewährt. Wichtig ist, dass die genauen Beschwerden über die Mittelwahl entscheiden. Kennzeichnend für die homöopathischen Mittel sind folgende Merkmale:
  - ✓ Cantharis D6 (Spanische Fliege): starker schneidender und brennender Schmerz vor, während und nach dem Wasserlassen, gehäuftes Wasserlassen, jedoch jeweils Abgang von wenig Urin, Urin blutig, Jucken an den äußeren Geschlechtsteilen.

- ✓ Dulcamara D6 (Bittersüß): Blasenentzündung infolge von Durchnässung, Unterkühlung, insbesondere Sitzen auf kaltem Untergrund, Schwimmbad. Wärme bessert die Beschwerden.
- ✓ Colocynthis D6 (Koloquinte): Blasenentzündung mit starken, kolikartigen Schmerzen. Starker Harndrang, gehäuftes Wasserlassen, stark riechender Urin. Den Körper zusammenzukrümmen lindert die Beschwerden. Auslöser: Ärger.
- ✓ Apis D6 (Biene): Träume vom Fliegen. Verschlechterung durch örtliche Wärme.
  Dosierung: 5 Kügelchen (Globuli) in 1 Tasse Wasser auflösen, alle 30 Minuten einen Teelöffel einnehmen. Bei Besserung (Harnflut, d. h. eine große Menge Urin) aufhören.

Achtung

Bei einer starken Blasenentzündung und Antibiotika-Verordnung ist Folgendes sehr wichtig:

- Antibiotika *immer* nach ärztlicher Verordnung einnehmen.
- Nach einer Antibiotika-Gabe sollte man eine Darmsanierung durchführen, d. h. all die „guten" Darmbakterien wieder etwas hochpäppeln, die durch die Antibiotika leider genauso abgetötet werden wie die krankmachenden Keime.
- Um die Darmflora wieder aufzubauen, kann man auch Naturjoghurt einnehmen, und zwar möglichst frischen aus dem Bioladen. Milchsäurebakterien sind auch in Kefir, Buttermilch, Sauermilch und (frischem) Sauerkraut enthalten. Probiotischer Joghurt muss nicht sein.
- Das Rezept für eine Teekur zum Aufbau der Darmflora nach Antibiotikagabe gibt es im Rezeptteil.

Kicherinkontinenz

Ja, es gibt sie sogar im medizinischen Fachjargon, die „Kicher- oder Lachinkontinenz", auf englisch giggle incontinence. Gemeint ist eine spezielle Sonderform der Inkontinenz, bei der es durch „spontanes, kräftiges Lachen" zum Urinverlust kommt. Aber keine Sorge, das muss nicht behandelt werden und gibt sich mit der Zeit.

Blasen- und Prostataentzündung bei Jungs

Auch als Junge oder als Mann kann man sich die Blase verkühlen. Häufig ist dann auch die Prostata („Vorsteherdrüse") betroffen. Die Prostata liegt wie ein Ring um die Harnröhre. Sie produziert u. a. ein Sekret, das im Samenerguss enthalten ist. Eine Entzündung der Prostata bringt Schmerzen beim Geschlechtsverkehr mit sich. Dem Sperma kann Blut beigemischt sein, oder die Erektion, d. h. Versteifung des Penis, funktioniert nicht.

Bei Jugendlichen kommt es am ehesten zu einer Blasen- oder Prostataentzündung, wenn die Geschlechtsteile der Kälte ausgesetzt sind, beispielsweise beim Baden, Mofafahren ohne Nierenschutz oder Schneepinkeln. Auch Alkohol reizt die Blasenschleimhaut.

Zur Vorbeugung einer Blasenentzündung ist es wichtig, sich vor Unterkühlung und Nässe zu schützen und die Blase regelmäßig und vollständig zu entleeren.

Zum Arzt

Auch wenn einem das ganze Thema unangenehm ist – ein Arztbesuch muss sein, damit die Entzündung sich nicht ausbreitet oder verschleppt wird. Es muss eine Urinkultur angelegt werden.

Urologen sind Fachärzte für Harnwege und Geschlechtsorgane. Sie behandeln und beraten den ganzen Tag Männer mit Beschwerden wie einer Entzündung der Prostata oder der Harnröhre, aber auch mit Blasenentleerungsstörungen (ist im Alter häufig), Erektionsstörungen oder anderen sexuellen Problemen. Sie wissen, dass sich jeder unwohl fühlt, der zu ihnen kommt.

Einfache Selbsthilfe

Wärme von unten tut gut. Auch bei Jungs ist, wie bei den Mädchen, das warme Fußbad das Beste. Dafür körperwarmes Wasser bis zum Knöchel in die Badewanne, besser noch in einen großen Eimer oder eine Plastiktonne (wie einen Wäschepuff) füllen. Zehn Minuten baden, abtrocknen.

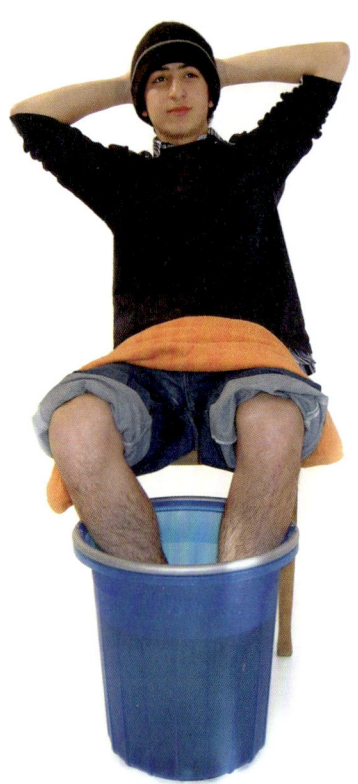

Naturheilkunde & Komplementärmedizin

* Eingesetzt werden als Tee die gleichen Pflanzen wie bei der Blasenentzündung der Mädchen (Goldrutenkraut, Hauhechelwurzel, Orthosiphonblätter, Brennnesselkraut, Löwenzahnwurzel und -kraut, Bärentraubenblätter). Senfölhaltige Pflanzen wirken antibakteriell. Dazu zählen Meerrettich, Rettich, Radieschen, Kapuzinerkresse, Brunnenkresse. Man kann diese Pflanzen pur einnehmen oder in Form eines Arzneimittels (Angocin® Anti-Infekt N).
* Es gibt Heilpflanzen, die die Funktion der Prostata unterstützen. Dazu zählen Kürbiskerne – sie werden ja in zahlreichen Kulturen von den Männern geknabbert.

Achtung

Wenn die Beschwerden anhalten, sollten Sie Ihren Sohn zu einem naturheilkundlich orientierten Arzt schicken, der mit dem Urologen zusammenarbeitet. Beachten Sie auch, dass viele Jugendliche dazu neigen, derartige Probleme zu verschweigen oder zu verharmlosen.

Geschlechtsorgane – Probleme bei Mädchen

Die Periode

Die monatliche Blutung wird als Periode oder Regel bezeichnet, die erste Regelblutung als Menarche. Die Menarche kann sich mit Ausfluss ankündigen. Die Periode ist zu Beginn üblicherweise noch sehr unregelmäßig, auch die Länge und Stärke der Blutung kann schwanken. Wenn dieser Zustand anhält, könnte eine naturheilkundlich ausgebildete Gynäkologin ein Präparat mit Mönchspfeffer verordnen. Diese Pflanze ist gut geeignet zur Regulierung des Monatszyklus.

Die ersten Tage blutet es meist etwas stärker. Beschwerden während oder vor der Periode sind häufig, manche Einschätzungen gehen sogar davon aus, dass 70–90 % der weiblichen Teenager unter mittleren bis starken Menstruationsbeschwerden leiden. Bisweilen dauert es bis zum 20. Lebensjahr, bis ein regelmäßiger Rhythmus eintritt. Und auch wenn die Blutung in regelmäßigen Abständen kommt, können Diäten, Stress, Reisen oder Klimawechsel Schwankungen verursachen. Die Regel kann auch wieder aussetzen, und zwar – außer bei einer Schwangerschaft – z. B. durch übertriebenes Abnehmen oder extremen Leistungssport.

Es ist (auch in späteren Jahren) sinnvoll, einen Menstruationskalender zu führen oder sich zumindest im Kalender den ersten Tag der Blutung anzukreuzen. Solche Kalender gibt es bei den meisten Frauenärzten.

Wichtigster Ansprechpartner in allen Fragen zur Entwicklung ist die Frauenärztin. Bei ihr sollte man sich wohl fühlen, sie sollte einem sympathisch sein. Das ist gerade bei jungen Frauen und Teenagern wirklich wichtig, denn viele gehen ihr Leben lang nur dann zur Frauenärztin, wenn es regelrecht „brennt", wenn sie als junge Mädchen unhöflich, respektlos oder grob behandelt worden sind.

Zu einer guten Ärztin gehört, dass sie erst einmal ein Gespräch führt – z. B. über Beschwerden oder Themen wie Verhütung. Bei vielen Beschwerden kann sie auch eine Untersuchung mit Ultraschall von außen durch die Bauchdecke vornehmen. Manche Frauenärztinnen arbeiten als Kinder- und Jugendfrauenärztinnen und verstehen zudem etwas von Naturheilkunde oder Homöopathie.

PMS

Das „prämenstruelle Syndrom" (PMS) ist keine Krankheit im engeren Sinne. Der Name umfasst verschiedene Beschwerden, die typischerweise einige Tage vor der Regelblutung auftreten und bei Eintritt der Blutung abklingen. Besonders häufig sind dabei Kopfschmerzen, geschwollene, gespannte und empfindliche Brüste, Blähungen, Verstopfung, Durchfall, Übelkeit, Kreislaufprobleme und – was gerade im Jugendalter häufig ist – Pickel oder Herpes. Auch Nervosität, Erschöpfung, Ängstlichkeit, Stimmungsschwankungen oder Konzentrationsstörungen sprechen für PMS-Beschwerden.

Der Hormonhaushalt ist eng mit der Psyche verbunden. Bei Beschwerden vor der Periode kommt es zu einem Ungleichgewicht der beteiligten Geschlechtshormone. Hormonell ist in diesen „Tagen vor den Tagen" einiges los, und das bleibt nicht ohne Spuren. Die Hormone können sich auf den Körper, die Haut und auch auf die Stimmung auswirken.

Die psychische Verfassung kann wiederum die hormonelle Situation beeinflussen. Wenn man unter Druck steht, unglücklich ist oder sich gestresst fühlt, können die Beschwerden stärker werden.

\\

Zur Ärztin,

- bei starken Allgemeinsymptomen wie Kollaps oder Schweißausbrüchen,
- bei Beschwerden, die nach der Periode nicht verschwinden.

\\

Naturheilkunde & Komplementärmedizin

- Vitamin B6 ist gut für die Nerven, Vitamin E für die Zellerneuerung und die Schleimhäute. Enthalten sind diese Vitamine beispielsweise in Vollkorn (Vitamin B6, E), Fisch, Milch- und Milchprodukten, grünem Gemüse oder Bierhefe (B6), Nüssen, Vollkornprodukten und Avocados (Vitamin E). Warum also nicht mal, wenn sich die Periode nähert, der Tochter eine Avocado aufschneiden und mit etwas Salz und Pfeffer oder zwischendurch mal eine Handvoll Walnüsse anbieten. Bierhefetabletten schmecken zugegebenermaßen nicht sehr gut, sind aber eine hervorragende Vitamin B-Zufuhr, eine andere Vitamin B-Quelle ist hefehaltiger Brotaufstrich aus dem Reformhaus.
- Es gibt Heilpflanzen, die den Hormonhaushalt harmonisieren, beispielsweise der Mönchspfeffer. Das ist aber nichts für einen Alleingang. Suchen Sie für Ihre Tochter eine gute, naturheilkundlich versierte Gynäkologin. Eine konstitutionelle Behandlung bei einem klassischen Homöopathen kann zusätzlich helfen, dass sich die vielen komplexen Vorgänge in Hormonen, Haut, Verdauung, Muskulatur etc. verbessern.

Schmerzhafte Blutung

Viele Mädchen haben zunächst einmal Probleme mit der Periode und leiden unter Regelschmerzen, Krämpfen und starken Blutungen. Normalerweise spielt es sich nach anfänglichen Beschwerden mit der Zeit ein. Wichtig ist allerdings auch, diese Beschwerden nicht auf Dauer zu akzeptieren. Wenn sie also anhalten, ist der Gang zur Frauenärztin wichtig. Starke Beschwerden sind nicht normal, und manchmal verbirgt sich hinter anhaltenden Menstruationskrämpfen auch eine Erkrankung wie z. B. eine Endometriose, gutartige Wucherungen von Gebärmutterschleimhaut außerhalb der Gebärmutter. Abgesehen davon gibt es, auch wenn es sich nur um eine „normale" Regelblutung handelt, keinen Grund, Schmerzen auszuhalten.

Zum Arzt,

- wenn die Schmerzen zu arg sind und durch Selbstbehandlungsmaßnahmen nicht besser werden,
- wenn starke Kreislaufbeschwerden auftreten,
- wenn während der Periode Fieber auftritt.

Einfache Selbsthilfe

- Jeder Frau, jedem Mädchen tut etwas anderes gut. Natürlich – eine Frau ist nicht „krank", wenn sie ihre Periode hat. Aber erstens ist es doch immer ein bisschen anstrengend für den Körper und zum anderen ist es auch ganz gut, wenn man sich einmal im Monat ein bisschen zurückzieht und verwöhnt. Die erste Maßnahme ist also Ruhe.
- Vielen Frauen und Mädchen hilft Wärme im Bereich des Unterleibs – wobei man hier in den ersten ein bis zwei Tagen der Blutung vorsichtig sein sollte: Die Wärme kann die Blutung verstärken. In dieser Zeit sollte man eine Wärmflasche nicht auf den Bauch, sondern an den unteren Rücken legen.
- Nachgewiesen ist, dass regelmäßiger Sport die Schmerzen entscheidend eindämmt. Hieße natürlich auch für die Schule, am Sportunterricht teilzunehmen. Schwimmen geht zwar im Prinzip, allerdings besteht dabei möglicherweise eine höhere Gefahr für Infektionen (besonders in Baggerseen, Badeseen, Whirlpools).

Naturheilkunde & Komplementärmedizin

- Die Schafgarbe ist eine sehr gute Heilpflanze für Frauen. Als Tee (Apotheke) gehört sie in jeden Frauenhaushalt. Sie schmeckt aromatisch und leicht bitter. Schafgarbentee regt die Ausschüttung von Galle in der Leber an, wirkt antibakteriell und krampflösend, ist also sehr gut gegen Menstruationskrämpfe geeignet. Die Bitterstoffe regen den Appetit und damit die Lebenskräfte ein wenig an, und die Wirkung auf die Leber ist während der Menstruation gut, weil in der Leber die Geschlechtshormone abgebaut werden. Im Rezeptteil befindet sich ein Menstruationstee mit Schafgarbe.

- Bei PMS ist die Einnahme von Nachtkerzenöl bewährt.

- Kommt es zu schmerzhaften Krämpfen im Unterbauch, kann man den Bauch mit Melissenöl (z. B. von WALA mit Melisse, Majoran und Kümmel) einreiben. Das Öl hat eine wärmende, entkrampfende Wirkung. Mehrmals täglich sanft in Unterbauch und Kreuzbeingegend (unterer Rücken oberhalb der Po-Ritze) einmassieren.

- Wenn man sich matt fühlt, ist Rosmarin genau das Richtige. Rosmarin wird in diesem Buch immer wieder als Mittel gegen zu niedrigen Blutdruck oder innere Kälte („kalte Hände, kalte Füße") genannt. Einige Tropfen des ätherischen Öls (bitte naturrein!) werden in die bevorzugte Bodylotion oder das Duschgel für die morgendliche Dusche gemischt. Der Geruch verfliegt schnell. Noch weniger aufdringlich ist es, wenn man 1–2 Tropfen des ätherischen Öls aufs Taschentuch tropft und in „schlappen Momenten" daran schnuppert.

- Homöopathisch ist Magnesium phosphoricum das richtige Mittel bei krampfartigen Beschwerden: 2–3 Tabletten Magnesium phosphoricum D6 als Schüßler Salz (Apotheke) in heißem Wasser auflösen und schluckweise über eine viertel Stunde trinken. Wenn die Beschwerden nachlassen, erst Abstände der Einnahme verlängern und dann mit der Einnahme aufhören. Magnesium phosphoricum ist auch in dem Komplexpräparat Spascupreel® enthalten. Anwendung nach Beipackzettel.

Ausfluss

Ausfluss ist in der Jugend der häufigste Grund für einen Besuch bei der Frauenärztin. Sie wird bei der Untersuchung zunächst die äußeren Geschlechtsteile betrachten. Sollte der Verdacht auf eine Infektion bestehen, wird sie einen Abstrich aus der Scheide machen.

Für Ausfluss kann es verschiedene Gründe geben. Ein milchigweißer oder -gelblicher, nicht juckender und geruchloser Ausfluss kann z.B. ein Vorbote der Periode sein. Ausfluss kann auch durch Infektionen oder Erkrankungen der Geschlechtsorgane verursacht werden. Werden die Infektionen nicht erkannt, können sie sich ausbreiten oder zu Komplikationen führen. Daher muss die Ursache abgeklärt werden. Entzündungen können durch zu langes Tragen von Tampons begünstigt werden.

Zur Ärztin,

- wenn der Ausfluss krümelig, schaumig, eitrig, gelblich-dünnflüssig oder gelblich-zähflüssig ist und andere Beschwerden dazu kommen, z.B. Juckreiz, Rötung der Schamlippen, fischartiger Geruch des Ausflusses, Unterbauchschmerzen, Brennen beim Wasserlassen,
- wenn Fieber dazukommt!
- Ausfluss ist nur ein Symptom. Die Ärztin muss unbedingt die Ursache klären!

Es gibt einige Maßnahmen, die man beachten sollte:
- Keine Unterwäsche aus Kunstfaser und keine enge Kleidung tragen. Hochwertige Unterwäsche ist nicht ganz billig. Bitte unterstützen Sie Ihre Tochter hier mit dem gemeinsamen Kauf (sie sucht aus

– Sie zahlen) von Unterwäsche, die aus Naturfaser ist und dennoch gut aussieht.

- Eine gute Hygiene ist wichtig: Nach jedem Stuhlgang von vorn nach hinten reinigen.
- Starke mechanische Belastungen möglichst vermeiden (z. B. harter oder von der Form unbequemer und ungeeigneter Fahrradsattel).

Naturheilkunde & Komplementärmedizin

Temperaturansteigende Fußbäder verbessern die Durchwärmung des Körpers und sind besonders dann geeignet, wenn man gleichzeitig unter kalten Händen und Füßen leidet.

Anleitung für temperaturansteigendes Fußbad

Wäschewanne oder besser noch eine Plastiktonne verwenden, in der beide Füße bequem Platz haben. Bis zu den Knöcheln mit körperwarmem Wasser füllen. Dann vorsichtig aus einer Kanne an den Fußspitzen heißes Wasser dazugießen. **Achtung** Verbrennungsgefahr! Wenn man ganz genau sein will, soll die Wassertemperatur auf 42 Grad erhöht werden. Darin die Füße noch fünf Minuten baden, dann abtrocknen und ruhen. Bei Schwindel sofort aufhören!

Vaginalpilze

Einen Pilzbefall der Scheide erkennt man an einem weißlichgelben, eher dickeren Ausfluss (riecht nicht) und daran, dass die Scheide juckt. Ob es sich tatsächlich um Pilze handelt, kann nur die Frauenärztin erkennen. Sie macht einen Abstrich und legt eine Pilzkultur an.

Es gibt wahrscheinlich kein Mädchen, dem der Gang zur Ärztin nicht unangenehm und peinlich ist. Unterstützen Sie Ihre Tochter darin, zur Ärztin zu gehen. Und achten Sie darauf, dass Ihre Tochter die Medikamente, die die Gynäkologin verordnet hat, einnimmt – und zwar regelmäßig und bis zum Schluss.

Für Pilzinfektionen gibt es eine Reihe von möglichen Ursachen. Da ist zum einen eine schwache Abwehrlage: Wenn das Immunsystem geschwächt ist, können ansonsten harmlose Erreger plötzlich zu einem Problem werden. Auch eine Infektion mit Darmpilzen kann eine Ursache sein, d. h., bei wiederkehrenden Vaginalpilzen sollte eine Stuhlprobe gemacht werden.

Eine hormonelle Veränderung kann einen Einfluss auf das Scheidenmilieu haben, z. B. die Einnahme der Anti-Baby-Pille oder auch eine Schwangerschaft.

Pilze kann man sich schließlich auch in Schwimmbädern, v. a. Whirlpools, und in Saunen holen. Darüber hinaus ist auch eine Infektion durch den Sexualpartner möglich.

Zur Ärztin,

zur Abklärung eigentlich immer.

Einfache Selbsthilfe und Vorbeugung

- Durch das feuchtwarme Klima im Vaginalbereich kann es leicht zu Pilzinfektionen kommen, darum enge Hosen, Synthetik-Unterwäsche, Slipeinlagen mit Kunststoff, die nicht atmungsaktiv sind, besser vermeiden!
- Zucker vermeiden, denn eine Ernährung mit viel Zucker und Weißmehl, aber auch Alkohol begünstigen das Wachstum von Scheidenpilzen. Wenn Sie also Ihre Tochter unterstützen wollen, dann verbannen Sie für einige Zeit den Zucker aus Ihrer Küche. Hefepilze (und auch Darmpilze) ernähren sich von Zucker. Honig als Süßungsmittel ist erlaubt.

- Gut sind frischer Naturjoghurt oder frisches Sauerkraut. Beides enthält Milchsäurebakterien, die den Körper wirksam im Kampf gegen die Pilze unterstützen.

Naturheilkunde & Komplementärmedizin

Es gibt eine ganze Reihe von Maßnahmen aus der alternativen Medizin oder Volksmedizin zur Behandlung von Vaginalpilzen. Bitte all das nicht in Eigenregie!

- Als Erstmaßnahme am Wochenende, wenn kein Arzt in Sicht ist, kann Ihre Tochter eine Spülung mit Obstessig durchführen. Dafür zwei Esslöffel Obstessig in eine Kanne geben und mit einem Liter warmen Wasser auffüllen. Mit gespreizten Beinen auf die Toilette setzen und den Wasserstrahl über die Scheide laufen lassen.
- Bei starkem Juckreiz kann man den gereizten Bereich mehrmals täglich für ca. fünf Minuten mit blauem Licht (blaue Glühbirne, blaues Transparentpapier / Glas mit Taschenlampe durchleuchten) bestrahlen.

Geschlechtsorgane – Probleme bei Jungs

Brustschwellung

Durch die Hormonumstellung kann es bei Jungs vorübergehend zu einer Schwellung der Brustwarzen oder auch zu einer leichten Schwellung der Brust kommen. Diese so genannte „Pubertätsgynäkomastie" tritt bei mehr als der Hälfte aller Jungs in der Pubertät auf, vor allem um das 14. Lebensjahr und bildet sich dann allmählich wieder zurück. Sie kann völlig ohne Beschwerden auftreten, kann aber auch zu einem Spannungsgefühl der Brüste oder zu Berührungsempfindlichkeit der Brustwarzen führen.

Naturheilkunde & Komplementärmedizin
Erfahrungsgemäß hilft das Schüßler Salz Nr. 2 Calcium phosphoricum D6: Über drei Wochen 3 x täglich 1 Tablette lutschen, dann eine Woche Pause einlegen. Bei Besserung der Beschwerden die Dosis reduzieren.

Vorhautverengung (Phimose)

Wenn die Vorhaut nicht oder nur unter Schmerzen über die gesamte Eichel zurückgezogen werden kann, liegt möglicherweise eine Vorhautverengung vor. Hier ist der Rat eines Arztes notwendig, unter Umständen ist eine Beschneidung, d. h. die Kürzung oder Entfernung der Vorhaut, ratsam.

Durchgeführt wird eine Beschneidung in der Praxis eines Urologen oder Chirurgen mit örtlicher Betäubung oder unter einer Vollnarkose. Wenn man aus der Betäubung aufgewacht ist, kann man nach Hause gehen. Die Schmerzen halten ein, zwei Tage an – vor allem das Wasserlassen kann unangenehm sein –, nach einer Woche sollte die Wunde im Großen und Ganzen verheilt sein. Wichtig ist, den Anweisungen des Arztes genau zu folgen, damit sich die Wunde nicht entzündet.

Da es auch nicht-operative Therapiemethoden mit einer Hormon-creme gibt, sollten Sie mit Ihrem Sohn eventuell mehrere ärztliche Meinungen einholen.

Hodenverschlingung

Heftige, stechende Schmerzen an einem Hoden, eine starke Schwel-lung des Hodens wie auch Übelkeit und Erbrechen können ein Zei-chen für eine Hodenverschlingung (Hodentorsion) sein. Der Hoden hat sich im Hodensack um die Längsachse verdreht, nun ist die Blut-zufuhr abgedrückt. Eine Hodentorsion kann bei plötzlichen Bewe-gungen, aber auch im Schlaf auftreten. Sie betrifft vor allem Kinder und Jugendliche.

Zum Arzt

Achtung! Sofort zum Arzt oder ins Krankenhaus. Der Hoden muss umge-hend operativ zurückgedreht und anschließend am Hodensack fixiert werden!

Haut

Pickel

Am Haarbalg jedes Haares befinden sich Fett- oder Talgdrüsen. In der Pubertät kommt es durch die hormonelle Umstellung zu einer vermehrten Absonderung von Fett und Talg, die Talgdrüsen verstopfen, Mitesser entstehen. Nun nisten sich Bakterien ein und verursachen eine Entzündung, deutlich sichtbar als Pickel.

Insbesondere das männliche Hormon Testosteron beeinflusst das Hautbild und kurbelt die Talgproduktion an. Weitere Faktoren, die Pickel fördern, sind z.B. Stress und Aufregung, falsche Ernährung, vor allem scharfes, fettes oder süßes Essen und Genussmittel. Rauchen verengt die feinen Blutgefäße, Alkohol belastet die Leber, verschlechtert den Hautstoffwechsel und macht sie fahl, da durch den Alkohol der Haut zusätzlich Wasser entzogen wird.

Zum Arzt,
- wenn sich die Pickel immer wieder entzünden,
- wenn die Pickel an Haut-Schleimhaut-Grenzen sitzen (z.B. nahe an den Augen),
- wenn Allgemeinbeschwerden wie Fieber oder Schüttelfrost dazukommen.

Einfache Selbsthilfe

So hart es klingt: Allzu viel kann man gegen Pickel nicht ausrichten. Wenn die hormonelle Umstellung abgeschlossen ist, mit 18 bis 20 Jahren, erledigt sich das Problem meist von selbst. Kleiner Trost: Wer fettige Haut (und damit auch Pickel) hat, kriegt später nicht so schnell Falten. Zur Vorbeugung von Pickeln kann man dennoch Folgendes beherzigen:
- Genug schlafen, damit sich die Haut regenerieren kann.

- Schwitzen bringt den Hautstoffwechsel in Gang, beispielsweise durch Sport oder Sauna.
- Viel trinken, damit die Haut von innen befeuchtet wird und Abfallstoffe abtransportiert werden können. Koffeinhaltige Drinks wie Cola oder Alkohol wirken entwässernd und sind deshalb ungeeignet. Am besten sind Wasser oder Saftschorle.

Naturheilkunde & Komplementärmedizin

Man kann auch „von innen" etwas für die Haut tun, indem man die Darmgesundheit verbessert, z. B. mit Joghurt, Buttermilch, Sauermilch, Dickmilch, Sauerkraut, eingelegter roter Bete usw. All diese Lebensmittel enthalten Milchsäurebakterien, die die gesunde Besiedelung des Darmes unterstützen. Das kommt auch der Haut zugute. Denn Darm und Haut stehen in einem engen Verhältnis zueinander.

Bierhefe (aus dem Reformhaus) ist reich an B-Vitaminen und Mineralien. Ein hefehaltiger Brotaufstrich (Vitam-R, ebenfalls aus dem Reformhaus) ist eine gute Alternative.

Hautpflege

In der Zeit der hormonellen Umstellung ist die Pflege des Gesichtes und der Haut besonders wichtig. Hier ein paar Hinweise:

- Auf die Qualität von Hautcremes, Make-up etc. achten. Schlechte Kosmetik verklebt die Hautporen. Sinnvoll ist immer eine Recherche; z. B. bei Ökotest.
- Wichtig: Abends Make-up entfernen, auch und vor allem das Augen-Make-Up.
- Keine Seife, sondern spezielle Reinigungsmilch oder Gesichtwasser verwenden. Seife vermindert den Säureschutzmantel der Haut. Eine einfach herzustellende Reinigungslotion ist stark verdünntes Mandelmus (s. Rezeptteil).

- Alkoholische Lösungen, die zur Behandlung von Pickeln im Handel angeboten werden, sollten nicht dauerhauft verwendet werden: Die austrocknende und entfettende Wirkung kann als Reaktion sogar zu einer vermehrten Fettproduktion der Haut führen. Außerdem können alkoholische Lösungen die feinen Blutgefäße in der Haut erweitern, und im Alter können sich daraus erweiterte Äderchen im Hautbild entwickeln (Couperose).

Einfache Selbsthilfe

Es ist gut, regelmäßig eine Gesichtsmaske zu machen. Die Zutaten findet man zum Teil in der Küche, oder sie sind leicht zu besorgen. Die Anleitungen sind im Rezeptteil. Hier nur einige kurze Informationen:

- Honig wirkt wundheilend, Quark befeuchtend. Durch eine Honig-Quark-Maske wird die Haut weich und samtig. Bitte keine Anwendung bei Milcheiweißunverträglichkeit!
- Salatgurke wirkt extrem befeuchtend auf die Haut, da sie sehr viel Wasser enthält.
- Heilerde (Luvos Heilerde äußerlich) ist ganz fein gemahlener Lehm. Als Gesichtsmaske bindet die Heilerde Fett, Hautpartikel und Ausscheidungsprodukte und wirkt zudem entzündungshemmend.

Zum Stichwort „Ausdrücken": Oft öffnen sich die Pickel von allein. Man unterstützt diesen Prozess durch ein Kopfdampfbad, bei dem die Haut aufweicht. Ausdrücken sollte man Pickel im Gesichtsbereich eher nicht – das kann Narben geben, und Infektionen können über die Blutbahn bis ins Gehirn gelangen.

Naturheilkunde & Komplementärmedizin

- Wenn Sie merken, dass Ihr Kind unter Pickeln leidet, besorgen Sie eine hochwertige Pflegeserie und ab und zu einen Besuch bei einer Kosmetikerin. Es gibt spezielle Angebote für Jugendliche. Bei schwerer Akne ist die Akne-Gesichtspflege von WALA mit Waschcreme, Gesichtswasser, Hautöl, Gesichtsdampfbad und Gesichtsmaske zu empfehlen. Die Serie ist im Augenblick sogar auf Kassenrezept verordnungsfähig.

- Die drei wichtigsten Pflanzen bei Pickeln sind Kamille, Ringelblume und Hamamelis. Sie wirken alle etwas unterschiedlich.

  Kamille hilft hervorragend gegen Entzündungen. Da die wirksamen Bestandteile wasserdampflöslich sind, lässt sich ein Kopfdampfbad durchführen. Während früher typischerweise die Kamillenblüten empfohlen wurden, raten wir der Einfachheit halber zu dem alkoholischen Fertigextrakt aus der Apotheke (Kamillosan®). Alternativ einen starken Kamillentee zubereiten, erst abseihen, dann in die Schüssel mit heißem Wasser geben. Nehmen Sie Teebeutel, denn das Überbrühen von losen Kamillenblüten kann erfahrungsgemäß zu einem ziemlichen Chaos führen. In keinem Fall sollten Kamillenblüten in der Toilette entsorgt werden, da sie nicht untergehen (Luftkammer in der Blüte).

Anleitung

Tee oder Extrakt in eine Schüssel mit ca. zwei Litern heißem Wasser geben, den Kopf darüber halten (bei starker Akne oder empfindlicher Haut das Wasser nicht zu heiß verwenden), mit einem Handtuch den Kopf abdecken (muss nicht der ganze Kopf sein), damit der Dampf sich nicht verflüchtigt. Anwendungsdauer ca. zehn Minuten. Danach das Gesicht mit kaltem Wasser abspülen.

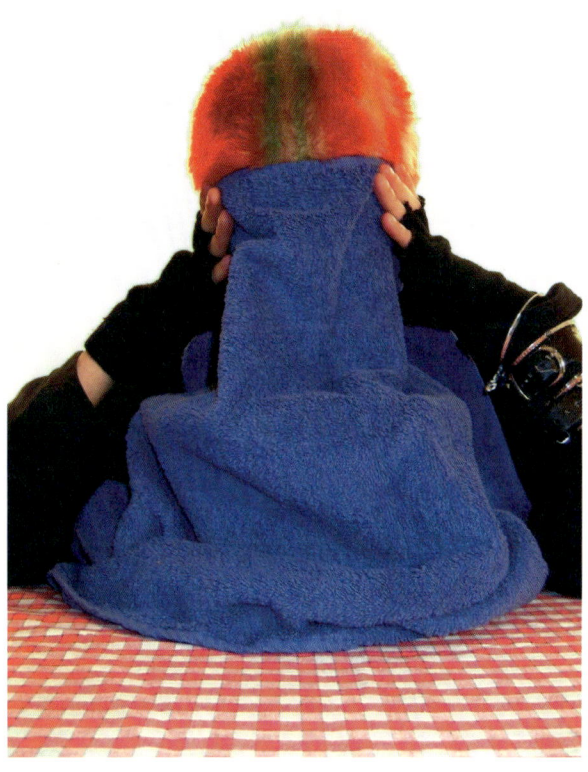

Die gelben Farbstoffe der **Ringelblumenblüten** wirken ausgesprochen wundheilend und entzündungshemmend. Das ist für entzündete Gesichtshaut gut, aber auch für alle anderen Arten von Wunden. Entzündete Pickel oder wunde Hautstellen (entstehen u.a. durch stundenlanges Ausdrücken mit dreckigen Fingernägeln) kann man mit verdünnter Ringelblumentinktur abtupfen bzw. einen getränkten Wattebausch auflegen. Verwendet wird die Tinktur im Verhältnis 1:10, also 1 Teil Tinktur und 10 Teile abgekochtes und abgekühltes Wasser.

\\\

Achtung!

Manche Menschen sind gegen Kamille allergisch, und auch bei Ringelblu-
men kommt es leider bei manchen Menschen zu allergischen Reaktionen.

,,,\\\\\\\\\\

Die dritte Pflanze, **Hamamelis** oder virginischer Zauberstrauch
genannt, ist weniger entzündungsmindernd oder wundheilungs-
fördernd, sondern vor allem adstringierend. Das heißt: Die oberste
Hautschicht wird leicht zusammengezogen. Damit ist Hamamelis,
insbesondere in Form von Hamamelis-Wasser (Naturkostladen),
besonders geeignet für fettige und großporige Haut und Besenrei-
ser (feine erweiterte Äderchen).

• Eine kleine Entgiftungskur bekommt der Haut immer gut. Die
  schmackhaftere Variante ist Obstessig mit Honig und Mineralwasser, die gesündere ein Mixgetränk mit den drei Bs: Brennnessel,
  Buttermilch, Banane (s. Rezeptteil unter „Triple B").

\\\

Achtung!

Manchmal wird jungen Mädchen mit schwerer Akne angeraten, die Pille
zu nehmen. Vor dieser Maßnahme sollte man erst einmal an ein Präparat
auf der Basis von Mönchspfeffer denken (z.B. Agnolyt®). Erkundigen Sie
sich für Ihre Tochter nach einer guten Gynäkologin, die über Kenntnisse in
der Naturheilkunde verfügt.

,,,\\\\\\\\\\

Mallorca-Akne

Unter „Mallorca-Akne" versteht man juckende Knötchen und Pu-
steln, die gerade bei jungen Menschen mit einer Neigung zu Akne
gehäuft auftreten. Es handelt sich um eine Reaktion der Haut auf Sonnenbestrahlung. Sie tritt – als häufigste lichtbedingte Hauterkrankung

in Mitteleuropa – bevorzugt auf, wenn man sich die ersten Tage im Urlaub der Sonne aussetzt. Der Ausschlag tritt im Gesicht, auf den Schultern, am Hals und auf dem Dekolleté auf. Möglicherweise löst die UV-Bestrahlung eine Reaktion der obersten Hautschicht mit den fetthaltigen Sonnenschutzmitteln aus. Um das zu vermeiden, sollte man die Haut langsam an die Sonnenbestrahlung gewöhnen und fettfreie Sonnenschutz-Gels verwenden.

Naturheilkunde & Komplementärmedizin
- Manchen tut es gut, vor dem Badeurlaub ein Kalzium-Präparat (Beratung in der Apotheke) einzunehmen.
- Homöopathisch ist das Mittel der Wahl Natrium chloratum D12 Tabletten: 1 x täglich 1 Tablette. Zwei bis drei Tage vor dem Urlaub beginnen und für die Dauer des Urlaubs einnehmen.

Dehnungsstreifen
Durch das schnelle Wachstum in der Pubertät kann es bei Mädchen an den Brüsten, den Hüften und den Beinen, bei Jungs an Beinen, Hüften und Schultern zu feinen Einrissen in der obersten Hautschicht kommen, ähnlich wie bei einer Schwangerschaft. Hier hilft, die Haut mit Vitamin E-haltigem Öl, Lotions oder Cremes einzucremen, z. B. freiöl-Produkte (in der Apotheke erhältlich).

Brüchige Fingernägel
Brüchige Fingernägel können ein Hinweis auf einen möglichen Mineralstoffmangel sein, sollten also abgeklärt werden. Sinnvoll ist hier die Einnahme von Kieselsäure. Das ist auch gut für Haut und Haare. Kieselsäure ist beispielsweise in Hirse enthalten, das Rezept für ein Hirseflockenmüsli befindet sich im Rezeptteil. Hirseflocken gibt es im Bioladen, aber auch in jedem gut sortierten Supermarkt mit „Bio-Ecke".

Naturheilkunde & Komplementärmedizin

- Zur äußerlichen Anwendung kann man die Fingernägel immer wieder mit Neem-Nagelöl einreiben (z. B. von Dr. Hauschka).
- Homöopathisch aufbereitete Kieselsäure heißt Silicea. Silicea wird eingenommen, um den Kieselsäurestoffwechsel anzuregen und damit Haut und Haare zu stärken: Über vier Wochen 3 x täglich 1 Tablette Silicea D4 einnehmen.

Warzen

Um es medizinisch korrekt auszudrücken: Warzen sind „gutartige, infektiöse, durch Viren verursachte Neubildungen der Haut". Als „gutartig" werden sie bezeichnet, um sie von bösartigen Neubildungen, das sind Krebserkrankungen, abzugrenzen. „Infektiös" bedeutet, dass die Neubildung durch eine Infektion ausgelöst wurde. Von der ursprünglichen Ansteckung bis zur Bildung der Warze kann es zwischen sechs Wochen und vielen Monaten dauern.

Es gibt unterschiedliche Warzen: Am häufigsten sind weiche Warzen oben auf der Haut und so genannte Dornwarzen. Dornwarzen befinden sich meist am Fuß, sie wachsen nach innen und können ziemlich weh tun. Außen am Fuß sieht man häufig nur ein kleines Pünktchen.

Die Ursachen für Warzen sind vielfältig. Zunächst werden sie, wie schon gesagt, durch Viren verursacht. Daneben spielen folgende Faktoren eine Rolle:

- Wenn man schlapp ist und gerade eine schlechte Körperabwehr hat, fängst man sich jedes Virus schneller ein – ob nun ein Schnupfen-, ein Herpes- oder eben ein Warzenvirus.
- Auch Menschen, die häufig kalte Hände und Füße haben, bekommen leichter Warzen. Der Grund: Die Füße sind kalt, weil sie schlecht durchblutet sind (dies kann beispielsweise durchs Rauchen

passieren). Die Abwehr des Körpers funktioniert aber maßgeblich über das Blut. Außerdem sind zahlreiche Krankheitserreger, insbesondere Viren, temperaturempfindlich. Das heißt, dass sie sich bei niedrigen Temperaturen besser vermehren und bei höheren Temperaturen eher abgetötet werden.

\\\

Zum Arzt,

- wenn Warzen sich ausbreiten,
- wenn Warzen sich in Form und Größe verändern oder bluten,
- bei Warzen im Genitalbereich.

In der konventionellen Medizin werden Warzen chemisch z. B. mit Salicylsäure oder Milchsäure weggeätzt oder „vereist". Es gibt auch eine Behandlung mit dem „scharfen Löffel". Mit diesem Instrument werden die Warzen ausgeschnitten.

Aus naturheilkundlicher Sicht ist es ratsam, erst einmal die verschiedenen, unten genannten Maßnahmen auszuprobieren, vor allem die Abwehr zu stärken und sich dabei auch von einem naturheilkundlich oder homöopathisch ausgebildeten Arzt oder Heilpraktiker unterstützen zu lassen.

Einfache Selbsthilfe

- Wenn man Warzen an den Füßen hat, sollte man Synthetik-Socken und luftundurchlässige Schuhe vermeiden. Chucks sind wenigstens obenrum aus Stoff und daher günstiger als Synthetik-Schuhe.
- Die Warzen mit Eigenurin betupfen. Das klingt ekelig, wirkt aber.

Naturheilkunde & Komplementärmedizin

Für die Selbsthilfe bieten sich zum Auftragen folgende Pflanzenpräparate an:

- Thuja-Urtinktur oder Esberitox-Tropfen (beides freiverkäuflich in der Apotheke erhältlich)
- Johanniskrautöl wirkt pflegend und ist vor allem bei einer insgesamt sehr trockenen Haut geeignet.
- Harnstoffsalbe gibt es als fertiges Präparat in der Apotheke oder von Apotheken angerührt. Harnstoffsalbe wirkt aufweichend und pflegend.

Fußpilz

Fußpilz wird durch so genannte Dermatophyten verursacht. Dermatophyten sind Pilze, die die Haut befallen. Die Pilze wachsen nur auf der äußersten Hautschicht, sind aber extrem hartnäckig.

Woran erkennt man Fußpilz? Die Haut wird trocken, hebt sich ab, schält sich, manchmal verfärbt sie sich auch, gerade wenn der Fußpilz unter die Nägel wächst.

Naturheilkundlich ist eine Pilzerkrankung immer ein Hinweis auf eine Abwehrschwäche des Organismus. Darum heißt es: Energie tanken, viel schlafen, gut und in Ruhe essen, frische Säfte, Obst und Gemüse zu sich nehmen, auf Zucker, Fastfood und Fertiggerichte verzichten.

Zur Vorbeugung von Fußpilz bitte folgende Ratschläge beachten:

- In öffentlichen Schwimmhallen immer die Füße desinfizieren. Dafür gibt es meistens Sprühanlagen. Besorgen Sie Ihrem Kind Badelatschen oder Flip-Flops.
- Reine Baumwollsocken tragen. Sie sind luftdurchlässig, und Pilze mögen keinen Sauerstoff.
- Die Füße täglich waschen, besonders wenn man zu Schweißfüßen neigt. Wichtig ist, die Füße gut zwischen den Zehen abzutrocknen,

denn hier bildet sich leicht Fußpilz. Bitte nicht zu fest rubbeln, vielleicht auch trockenföhnen. Danach unbedingt mit einer Fettcreme einfetten.

- Schuhe aussuchen, die atmungsaktiv sind. Am besten wären Sandalen. Von denen gibt es ganz bequeme in Outdoor-Läden.

Zum Arzt

Wenn Verdacht auf Fußpilz besteht, sicherheitshalber die Diagnose durch den Arzt absichern lassen, auch zwecks weiterer Therapie. Denn, wie gesagt, Pilze sind hartnäckig.

Wenn ein Anti-Pilzmittel verordnet wird, muss die Anwendung durchgezogen werden (mindestens zwei Wochen), selbst wenn auf der Haut nichts mehr zu sehen ist. Sonst sind die Pilze bald wieder da.

Einfache Selbsthilfe

- Auch wenn es zunächst unangenehm scheint: die betroffenen Stellen mit Eigenurin betupfen und trockenföhnen.
- Pilze ernähren sich u. a. von Zucker. Der Zucker aus der Nahrung wird über die Verdauung abgebaut und landet über das Blut in den Hautzellen – auch zwischen den Zehen. Deshalb ist es günstig, den Zuckerkonsum jetzt herunterzufahren.
- Baumwollsocken kaufen, die gekocht werden können. Bei einer Temperatur von 60 Grad sind Pilze noch nicht abgetötet. Socken, die nicht gekocht werden können, sollten daher nach dem Waschgang in einer Desinfektionslösung gespült werden.
- Schuhe lüften und desinfizieren.

Achtung!

Fußpilz ist ansteckend. Öffentliche Schwimmbäder und Saunen sind tabu, wenn man eine Pilzinfektion hat. Bitte nicht barfuß durch die Wohnung laufen, sondern Strümpfe anbehalten.

Naturheilkunde & Komplementärmedizin

- Nutzen Sie die Kombination von einem Hausmittel (Essig) und ätherischen Ölen: Dafür 250 ml guten Apfelessig mit einem Teelöffel ätherischen Lavendelöl und einem Teelöffel Teebaumöl mischen und 2–3 x täglich auf die Nägel auftragen. Gut kann man einen Schuss dieser Mischung auch einem warmen Fußbad zugeben. Die Fußbäder können bequem am Rechner oder beim Fernsehen durchgeführt werden. **Achtung:** Lavendel- und Teebaumöl müssen zunächst auf allergische Reaktionen getestet werden. Dafür gibt man jeweils einen Tropfen der beiden Öle an unterschiedliche Stellen in die Ellenbogenbeuge und wartet, ob es zu einer Reaktion kommt (Rötung, Jucken).

- Salbei ist eine adstringierende Heilpflanze. „Adstringierend" bedeutet, dass die oberste Hautschicht quasi abgedichtet wird, indem die Eiweiße der Haut mit den Gerbstoffen des Salbeis chemisch reagieren. Besorgen Sie ein Salbei-Fußbad (z. B. Salbei Bad, Dr. Hauschka). Badezusatz nach Angaben auf der Packung zufügen. Fußbad 2–3 x pro Woche durchführen, und nach dem Baden Trockentupfen und Einfetten nicht vergessen!

Immunsystem

Allergien: Jeansknöpfe, Ohrringe, Kosmetika

Wenn man allergisch auf etwas reagiert, dann spielt das Immunsystem „verrückt". Eine an sich völlig harmlose, nicht-giftige Substanz, eine Pflanze oder ein Tier – vielleicht eine Haselnuss oder das Haustier – wird vom Abwehrsystem als Feind eingestuft, den es zu bekämpfen gilt. Das sieht man auch an dem Namen „Allergie", der stammt von dem griechischen Wort allos und bedeutet fremd, anders.

Wie läuft diese Überreaktion des eigenen Abwehrsystems ab? Das Immunsystem bildet beim ersten Kontakt mit „feindlichen" Stoffen Abwehrstoffe, so genannte Antikörper. Bei einem erneuten Kontakt verbinden sich diese Antikörper mit den körperfremden Substanzen und veranlassen dadurch die Ausschüttung von Histaminen, Stoffe, die für eine allergische Reaktion (Entzündung, Schwellung, tränende Augen, Hustenanfälle bis hin zum Schock) verantwortlich sind.

Es gibt Allergien vom Sofort-Typ, hier treten innerhalb von Sekunden oder Minuten Juckreiz, Schwellung, Hauterscheinungen auf, auch innere Organe oder das Blut können betroffen sein – zum Beispiel bei Asthma. Die häufigste Form der Allergie vom Sofort-Typ ist der Heuschnupfen, eine Reaktion auf Pollen von Bäumen oder Gräsern. Die schlimmste Variante einer Sofortreaktion ist ein so genannter anaphylaktischer Schock, der zum Tod führen kann, wenn nicht umgehend ein Notarzt gerufen wird.

Daneben gibt es Allergien vom Spättyp. Hier treten erst nach Tagen Beschwerden auf. Dies ist beispielsweise bei Kontaktallergien (Waschmittel, Jeansknöpfe etc.) der Fall. Bei derartigen Allergien kommt es in dem Bereich, der mit dem Allergen Kontakt hatte, zu einer Rötung und Schwellung, auch zu Bläschen, die aufplatzen und nässen. Oft tritt ein starker Juckreiz auf.

Man kann gegen alles Mögliche allergisch sein: gegen Blütenpollen (Heuschnupfen), aber auch gegen Nickel, Kosmetik, bei Kleidung gegen Farben und Imprägnierung. Es gibt Allergien gegen Bienen- oder Wespengift (lebensgefährlich!), es gibt sogar eine Allergie gegen die Sonne, außerdem gegen Medikamente oder Chemikalien und sogar gegen Lebensmittel. Man kann gegen Dinge allergisch werden, gegen die man früher nicht allergisch war.

Allergien müssen sich nicht unmittelbar zeigen. Häufig führen sie zu Hautbeschwerden, manchmal auch zu Verhaltensauffälligkeiten (s. unten bei Nahrungsmittelallergien).

Wenn man eine Allergie hat, ist der Besuch bei einem homöopathisch oder naturheilkundlich behandelnden Arzt in jedem Fall sinnvoll, ob als ausschließliche oder unterstützende Maßnahme. Naturheilkundlich werden Allergien als Erkrankung des ganzen Menschen betrachtet, die auch auf allen Ebenen therapiert werden muss.

Achtung

Wenn jemand auf Bienen- oder Wespengift allergisch reagiert, ist ein Stich lebensbedrohlich. Bei einem Stich sofort den Notarzt (112) rufen! Als Erstmaßnahme sofort kühlen!

Einfache Selbsthilfe

- Wenn man empfindlich ist, sollte man neue Kosmetika, Pflege- und vor allem Färbeprodukte in der Beuge des Ellenbogens auf jeden Fall testen, bevor man sie verwendet. Wenn die Haut sich rötet oder juckt, sollte man ein anderes Produkt verwenden.
- Man muss versuchen, das Allergen zu meiden (Knöpfe auswechseln, keine Ohrringe aus Nickelverbindungen tragen, andere Kosmetika verwenden etc.). Einen Versuch wert, wenn es sich um die

absoluten Lieblingsohrringe handelt, ist folgende Idee: Die Ohrringe mit Sprühverband einsprühen, trocknen lassen und schauen, ob die Reaktion ausbleibt. Geht auch bei der hautseitigen Fläche von Knöpfen.

Asthma

Nach Schätzungen der Weltgesundheitsorganisation (WHO) leiden weltweit etwa 330 Millionen Menschen an Asthma bronchiale. Asthma ist die häufigste chronische (andauernde) Erkrankung von Kindern und Jugendlichen. In den letzten Jahrzehnten nehmen Atemwegserkrankungen und Asthma bei Kindern und Jugendlichen – insbesondere in Großstädten, wo Abgase die Luft belasten – immer mehr zu.

Die Symptome sind starke Atemnot, die durch eine krampfartige Verengung der Atemwege verursacht wird, übermäßige Schleimabsonderung und Anschwellen der Schleimhaut. Man unterscheidet Asthma in viele verschiedene Untergruppen, je nachdem, wodurch es verursacht wird.

Infos für Jugendliche

Wenn ihr selber Asthma habt, lasst euch nicht darauf ein, „cool" zu sein und mit den anderen zu rauchen. Nikotin ist pures Gift für Asthmatiker, das wisst ihr sicher selbst.

Wenn ein Freund oder eine Freundin von euch Asthma hat, dann nehmt auf ihn oder sie Rücksicht und meidet Orte, an denen es Asthmatikern schlecht geht: Wohnungen mit Haustieren (wenn eine Allergie vorliegt), verrauchte Räume etc. Lasst euch auch aufklären, wie ihr euch bei einem akuten Asthma-Anfall verhalten sollt, wo das Asthma-Spray ist, wie man damit umgeht etc.

Die Behandlung von Asthma gehört in die Hand von Profis. Aus naturheilkundlicher Sicht ist es sinnvoll, verschiedene Behandlungen zu kombinieren. Dazu gehören eine Atemschulung, Psychotherapie, die Vermeidung von auslösenden Reizen (Tierhaare etc.) und die Stärkung des Immunsystems.

Auch die klassischen Naturheilverfahren wie Wasseranwendungen oder Luftbäder, Sonne oder ein Klimawechsel (Nordsee, Hochgebirge) stärken den Organismus.

Viele asthmakranke Kinder und Jugendliche sind vom Schulsport befreit. Zahlreiche Untersuchungen konnten aber nachweisen, dass durch sportliche Aktivitäten in angemessenem Rahmen und im Rahmen der Belastbarkeit die Lungenfunktion verbessert wird. Die individuelle Belastbarkeit wird durch einen Lauftest in der Asthmaambulanz ermittelt. Dabei gilt: vor dem Sport aufwärmen, Ruhepausen einlegen (wenn nötig), nach dem Sport nicht abrupt aufhören, sondern langsam „runterfahren". Besonders geeignete Sportarten sind Radfahren, Rudern, Ballspiele, Tischtennis, Eislaufen, Kanufahren, alle Ausdauersportarten. Am besten ist Schwimmen, allerdings können die Atemwege bei starker Chlorierung des Wassers empfindlich reagieren.

Akute Verletzungen

Offene Wunden

Offene Wunden sollten mit einer sterilen Auflage (Haus- oder Reiseapotheke, ein in Papier eingeschweißtes keimfreies kleines Mulltuch) abgedeckt werden. Nicht reinigen oder desinfizieren – und ab zum Doktor!

Zur Erstversorgung kleinerer Wunden Betaisodona auftragen (ein jodhaltiges Arzneimittel in Form einer Lösung oder Salbe – **Achtung!** Bei einer Jodallergie nicht auftragen!). Sterile Kompresse mit Betaisodona-Flüssigkeit oder -salbe dick bestreichen, vorsichtig auf Wunde legen, mit einer Binde nicht zu straff fixieren. Alternativ kann Octenisept® Spray verwendet werden.

Naturheilkunde & Komplementärmedizin

- Kleinere offene Wunden werden möglichst mit verdünnter Ringelblumentinktur ausgewaschen. Dafür zwei Teelöffel Ringelblumentinktur mit einem halben Liter abgekochten lauwarmen Wasser verdünnen. Manchmal steht noch abgekochtes Wasser im Wasserkocher, ansonsten muss man frisches aufkochen und abkühlen lassen.
- Für den weiteren Heilungsverlauf hat sich Hamamelissalbe als Wund- und Heilsalbe bewährt. Hamamelis wirkt aufgrund des hohen Gerbstoffgehaltes entzündungshemmend und abdichtend.

Sportverletzungen

Wenn wir von einer akuten Sportverletzung erfahren, pflegen wir in der Regel mitleidig zu sagen: „Ach, Pech!" Dieses „PECH" kann man sich gut merken für die Erstmaßnahmen: P wie Pause, E wie Eis, C wie Compression (auf deutsch „Druck"), H wie Hochlegen.

Naturheilkunde & Komplementärmedizin

- Das Präparat Symphytum Similiaplex (Pascoe) enthält Arnika, Hypericum und Calendula, dazu noch zwei interessante Heilpflanzen: Wundsanikel und Beinwell (Symphytum). Symphytum hat sich besonders bewährt bei Verletzungen an Stellen, wo – wie im Gesicht oder auch am Schienbein – wenig Gewebe über den Knochen liegt, ganz allgemein bei Knochen- oder Knöchelbruch (Dosierung 3–5 x täglich 10 Tropfen). Ansonsten gilt: Sobald jemand auf dem Sportfeld einen Unfall hat, werden als erstes 5–10 Tropfen auf die Zunge gegeben.
- Das Präparat Arnica comp. (DHU) bietet sich für die Hausapotheke an, es enthält Arnika und Calendula und ist daher besonders bei Hämatomen und zur Wundheilung einzusetzen.
- Das Rhus Rheuma Gel (DHU) enthält Rhus toxicodendron (Giftsumach), Ledum (Sumpfporst) und Symphytum (Beinwell). Geeignet ist das Gel vor allem für Verletzungen, bei denen Muskeln und Sehnen betroffen sind. Das Rhus Rheuma Gel (DHU) eignet sich übrigens auch für die Nachbehandlung nach einer Operation. Rhus toxicodendron als Einzelmittel ist das richtige Mittel bei Zerrungen, deren Beschwerden morgens besonders schlimm sind. Auch Wärme tut gut.
- Bei einem Bänderriss als Erstversorgung Reparil-Gel (MEDA Pharma) auftragen, enthält Rosskastaniensamen, die abschwellend wirken. Anschließend zum Arzt oder ins Krankenhaus.
- Ein Knochenbruch muss zunächst ärztlich versorgt werden. Innerlich unterstützend kann man Beinwell (Symphytum) einnehmen.

In der Wurzel dieser Heilpflanze sind Wirkstoffe enthalten, die das Zusammenwachsen des Knochens verbessern. Zur Anwendung eignen sich die homöopathischeVerdünnung D6 (3 x täglich 5 Globuli) oder das Komplexmittel Symphytum Similiaplex (3 x täglich 10 Tropfen).

Auch bei Sportschäden, die durch übermäßige Belastungen beim Sport verursacht wurden, kann Komplementärmedizin mit gutem Erfolg eingesetzt werden. Suchen Sie hier einen erfahrenen Behandler auf.

Verstauchungen, Verrenkungen und Blutergüsse

- Arnica montana als homöopathisches Arzneimittel ist bei Verstauchungen, Verrenkungen und Blutergüssen angezeigt: in der Potenz D6 3–4 x täglich 5 Globuli. Es gibt für die Erstversorgung auch mit Arnika-Essenz getränkte Feuchttücher (Arnika-Wundtuch von der Firma WALA) in der Apotheke.
- Umschläge mit Retterspitz äußerlich (Apotheke) sind ebenfalls gut bei Verstauchungen, Verrenkungen und Blutergüssen. Dafür einen sauberen Stofflappen (notfalls Stofftaschentuch, Waschlappen etc.) mit Retterspitz tränken, vorsichtig auflegen, mit einem trockenen Tuch oder elastischer Binde fixieren. Auf keinen Fall bei offenen Wunden anwenden!
- Rescue-Salbe auftragen (mit Bach-Blütenessenz), aber ebenfalls nie auf offene Wunden.

Verbrennungen und Insektenstiche

Verbrennungen 1. Grades und Sonnenbrand

Achtung! Das Folgende gilt nur für leichte Verbrennungen, bei starken Verbrennungen sofort zum Arzt!

- Als Sofortmaßnahme den verbrannten Bereich unter kühles Wasser halten.
- Combudoron-Lösung oder -Gel (WALA) auftragen. Das Arzneimittel enthält Arnika- und Brennnesselauszüge.
- Auflage mit Johanniskrautöl. Dafür eine Mullkompresse mit Öl tränken und auf die Verbrennung auflegen.
- Bei Sonnenbrand Joghurt oder Buttermilch auftragen.

Achtung Sonnenstich!

Wenn man zu lange in der Sonne gewesen ist und nun Kopfweh hat, wenn einem schwindelig, elend und übel ist, dann hat man wahrscheinlich einen Sonnenstich. Als Sofortmaßnahme in den Schatten gehen und ein längs gefaltetes und in kühles Wasser getauchtes Geschirrhandtuch oder T-Shirt auf die Stirn legen. Man kann sich auch mit lauwarmem Wasser, dem vielleicht ein Schuss Essig zugefügt ist, an Gesicht, Nacken und Oberkörper abwaschen. Vorsichtshalber zum Arzt gehen!

Insektenstiche

- Insektenstiche kühlen!
- Mückenstiche mit einer aufgeschnittenen Zwiebel einreiben.

Achtung!

Bienen und Wespen werden von allem Süßen, von Düften und leuchtenden Farben angezogen. Nicht aus offenen Flaschen, Dosen oder Tetra-Packs

\\

trinken! Wer dabei eine Biene verschluckt, wird in den Mund oder Hals ge-
stochen – das ist lebensgefährlich! Daher besser mit dünnem Strohhalm
trinken. Sollte es dennoch passieren, **umgehend den Notarzt (112) rufen**
und dann sofort kühlen, beispielsweise Eiswürfel lutschen und einen Hal-
sumschlag mit Eis anlegen, damit die Zunge und der Hals nicht anschwellen.
Wenn jemand auf Bienen- oder Wespengift allergisch reagiert, ist ein Stich
lebensbedrohlich.

Achtung Zecken!

Nicht alle, aber manche Zecken übertragen die Krankheitserreger von
zwei Krankheiten: von einer bestimmten Form der Gehirnentzün-
dung (FSME – Frühsommer-Meningoenzephalitis) oder von Borreliose. Gegen FSME kann man sich impfen lassen, gegen Borreliose nicht.
Beides sind tückische und gefährliche Krankheiten. Zecken geben die
Krankheitserreger nicht immer sofort nach dem ersten Biss an den
menschlichen Körper ab, sondern im Falle der Borreliose erst Stunden
später, wenn sie bis dahin nicht entfernt wurden. Das FSME-Virus dagegen wird sofort übertragen.

Der beste Schutz ist also die häufige Kontrolle des gesamten Körpers und die sofortige Entfernung der Zecke. Dies geht am besten
mit einer „Zecken-Karte" aus der Apotheke. Zecken haben einen mit
Widerhaken besetzten Saugrüssel, der herausgezogen werden muss.
Wenn der Kopf bzw. der Saugrüssel stecken bleibt, ist dies keine Ka-
tastrophe. Man muss versuchen, ihn dann noch – wie einen Splitter
– mit der Pinzette zu fassen und herauszuziehen. Wenn dies nicht ge-
lingt, wird er mit der Zeit von alleine „herauswachsen". Die Bissstelle sollte desinfiziert werden, mit einem Desinfektionsmittel aus der
Haus- oder Reiseapotheke, ansonsten mit hochprozentigem Alkohol.

Achtung!

Bissstelle und die restliche Haut mehrere Wochen beobachten. Wenn sich eine kreisförmige Rötung um die Bissstelle oder irgendwo anders am Körper bildet, die immer größer wird (Wanderröte), sofort zum Arzt gehen. Es besteht die Gefahr einer Borrelioseinfektion!

Aus der Erfahrung des naturheilkundlichen Arztes: Auch eine (einseitige) Rötung und Schwellung des Ohrläppchens oder der Brustwarze kann auf eine Borrelliose hinweisen.

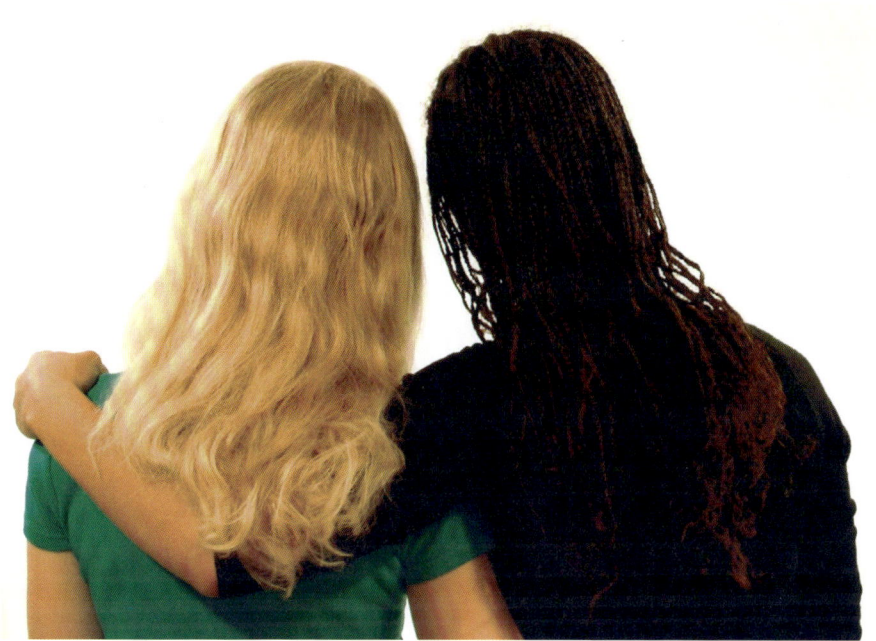

Haarpflege

Haare waschen

Zur Pflege der Haare gibt es ein paar nützliche Tipps:

- Je Haarwäsche nur wenig Shampoo nehmen, in der Hand mit etwas Wasser verdünnen.
- Nach dem Waschen die Haare mit Essigwasser spülen. Dafür einen Schuss Obstessig in eine Kanne mit lauwarmem Wasser (ca. einen halben bis ganzen Liter, je nach Haarlänge) geben und Haare damit abspülen.

- Bürsten aus Naturborsten (regelmäßig säubern), Kämme aus Holz oder Horn verwenden.
- Warm, nicht heiß föhnen.

Haare färben

Damit Ihr Kind nicht die allerbilligste Farbe kaufen muss, wäre es gut, wenn Sie etwas dazuzahlen. Manche Menschen bekommen vom Haarefärben trockene, brüchige Haare oder Schuppen, manchen macht es gar nichts. Und auch wie das Haar die Farbe annimmt, ist sehr unterschiedlich.

Am besten lässt man die Haare bei einem guten Frisör färben – dann sieht das Ergebnis hinterher auch besser aus. Allerdings färben viele Frisöre bei Jugendlichen oft erst ab einem gewissen Alter. Dennoch kann man den Frisör zumindest nach Tipps fürs Zuhause-Färben fragen. Er weiß z. B., ob die ausgewählte Farbe beim natürlichen Haarton „funktioniert" und worauf man besonders achten muss.

Hier noch ein paar allgemeine Empfehlungen:

- Über die Qualität einer Haarfarbe kann man sich (teilweise kostenpflichtig) im Internet oder in den Heften der Stiftung Warentest (test.de) oder Ökotest (oekotest.de) informieren. Hier erfährt man alles, was man über Verträglichkeit, Zusatzstoffe etc. wissen sollte.
- Wichtig ist vorab ein Allergietest – auch bei pflanzlichen Farben oder Henna: Ein ganz klein wenig Paste in die Beuge des Ellenbogens geben. Wenn die Haut sich rötet und juckt, sollte man die Farbe nicht nehmen.
- Blondieren ist ein Fall für sich. Dafür ebenfalls am besten zum Frisör gehen, sonst kann es eine unangenehme Überraschung geben.
- Es ist sicherer, mit einer Tönung anzufangen, auch für den Fall, dass man sich mit der Farbe doch nicht wohl fühlt.
- Am besten färbt oder tönt man Haare zu zweit. Der oder die andere

kann nicht-abgedeckte Haarstellen oder Schmierereien besser sehen und gleich helfen.

- Alte Kleidung tragen, die fleckig werden kann.
- Handschuhe benutzen. Die Haut und vor allem die Fingernägel werden sonst mitgefärbt.
- Die Farbe darf auf keinen Fall in die Augen kommen. Wenn das geschieht, sofort von außen nach innen ausspülen und wenn die Augen weiterhin brennen, einen Arzt aufsuchen.
- Farbe, die (wie das eigentlich immer passiert) auf Stirn, Hals und – nicht vergessen – Ohren läuft, sofort mit feuchtem Klopapier oder einem feuchten Wattepad, das man an einem Stück Seife gerieben hat, abwischen.
- Zum Abtrocknen der Haare nach dem Ausspülen der Farbe und für die erste Haarwäsche ein altes farbiges Handtuch verwenden. Oft färben die Haare noch nach, abhängig von der Art der Haarfarbe und auch davon, wie gründlich man die Farbe auswäscht.

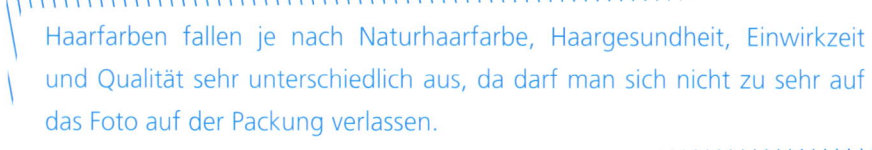

Haarfarben fallen je nach Naturhaarfarbe, Haargesundheit, Einwirkzeit und Qualität sehr unterschiedlich aus, da darf man sich nicht zu sehr auf das Foto auf der Packung verlassen.

Hygiene

Allgemeine Hinweise

In den Jahren der Pubertät verändert sich der Körper. Auch Körperge-
ruch tritt eher auf. Ratsam ist es, sich morgens am Waschbecken oder
unter der Dusche mit einer milden, hautverträglichen Seife gründlich
zu waschen (Gesicht, Hals, Ohren, unter den Achseln, zwischen den
Beinen, Füße).

Auf aluminiumhaltige Deos sollte aus gesundheitlichen Gründen generell
verzichtet werden. Es gibt sehr gute Alternativen z. B. von den Firmen CD,
Nivea, Alverde, Logona, Weleda oder WALA. Immer einen Blick auf die
Inhaltsstoffe werfen und darauf achten, dass kein Aluminium bzw. keine
Aluminiumsalze enthalten sind.

Auch wenn es einem altmodisch vorkommt: Händewaschen nicht
vergessen und zwar mindestens vor den Mahlzeiten und möglichst
vor und nach dem Toilettengang. Vor dem Toilettengang sollte sich
gerade eine Frau die Hände waschen, damit sie sauber sind, wenn
sie sich abwischt (und das bitte immer von vorne nach hinten, damit
keine Keime in die Harnröhre geraten).

Die schlimmsten Bakterienkulturen finden sich übrigens auf Wischlappen
in der Küche, auf Waschlappen im Bad und auf Zahnbürsten. Bitte regelmäßig wechseln!
Außerdem ab und zu das Smartphone abwischen, das ist auch ein Überträger von Bakterien.

Zahnpflege

Für eine gute Zahnpflege muss man ein paar grundsätzliche Regeln beachten:

- Die Zahnbürste bzw. der Kopf sollte nach dem Zähneputzen immer gut unter fließendem Wasser abgespült und alle acht Wochen erneuert werden.
- Mindestens zweimal am Tag die Zähne putzen, davon einmal richtig gründlich, z. B. abends vor dem Schlafengehen – so, wie wenn man zum Zahnarzt gehen würde.
- Wenig Zahncreme verwenden und mit wenig Druck putzen.
- Keine Zahnfläche auslassen. **Achtung:** Besonders häufig werden die Innenseiten vernachlässigt. Am besten, man lässt sich das noch einmal ganz genau beim Zahnarzt zeigen. Denn die richtige Technik hängt auch von der Zahnbürste ab. So putzt man mit normalen Zahnbürsten anders als mit elektrischen Zahnbürsten.
- Zum Schluss die Zunge bürsten. Das sorgt für einen frischeren Geschmack. Außerdem kann Zungenbelag Mundgeruch verursachen.
- Nach Mahlzeiten, bei denen man Obst gegessen oder Obstsaft getrunken hat, ist es besser, mit dem Putzen 15 Minuten zu warten, bis die Säuren neutralisiert oder abgebaut sind. Möglichst nach dem Essen oder Trinken von säurehaltigen Lebensmitteln Mineralwasser nachtrinken.
- Täglich abends nach dem Zähneputzen mit der Bürste Zahnseide oder Interdentalbürstchen (nur bei größeren Zahnzwischenräumen) verwenden. Auch das sollte man sich beim Zahnarzt zeigen lassen. Wichtig ist: Nicht zu grob mit der Zahnseide oder den Bürstchen hantieren – sonst gibt es Verletzungen.
- Bei einer festen Zahnspange Interdentalbürstchen verwenden. Die Größe kann der Kieferorthopäde oder Zahnarzt bestimmen.

Viele Zahnärzte bieten eine professionelle Zahnreinigung an. Die dafür ausgebildete Prophylaxeassistentin ist eine gute Ansprechpartnerin für die richtige Zahnhygiene zuhause.

Körpergewicht

Der Body Mass Index

Die offizielle Empfehlung für das Idealgewicht ist der Body Mass Index (BMI). Die Formel zum Berechnen des BMI ist: Körpergewicht in kg durch die Körperlänge in Metern zum Quadrat (kg/m^2).

Also: Die Körperlänge messen und mit sich selber malnehmen. Dann auf die Waage stellen und das Körpergewicht anschließend durch den Wert teilen, den man gerade bei der Körperlänge ausgerechnet hat.

Im Kasten ist eine Tabelle, in der man sehen kann, bei welchem Alter welcher BMI-Wert als normal gilt.

Wem das zu kompliziert ist, der kann seinen BMI im Internet ausrechnen lassen, z. B. bei www.mybmi.de.

BMI-Tabelle Kinder		
Alter	Mädchen BMI	Jungs BMI
7	15,6	15,7
8	16,0	16,0
9	16,5	16,4
10	16,9	16,9
11	17,5	17,4
12	18,2	18,0
13	18,9	18,6
14	19,6	19,3
15	20,2	19,9
16	20,6	20,5
17	21,0	21,0

Das richtige Gewicht

Unabhängig von der offiziellen Formel fühlen sich viele Mädchen zu dick. Aus naturheilkundlicher Sicht gilt: Jeder und jede von uns hat ein Gewicht, bei dem er oder sie sich besonders wohl fühlt. Wiegt man weniger, werden die Füße und Hände schnell kalt, wiegt man mehr, fühlt man sich unwohl.

Einfache Selbsthilfe

- Wenn man sein Gewicht halten will, sollte man lernen, das Verhältnis von der Energie, die man über das Essen aufnimmt und der Energie, die man über Bewegung und Sport abgibt und verbraucht bei sich selber einzuschätzen. Wer den ganzen Tag sitzt, verbraucht wenig Energie, wer sich viel bewegt oder viel Sport treibt, kann sich mehr erlauben. Daher ist es natürlich am einfachsten, das Gewicht zu halten, indem man Sport treibt oder sich im Alltag viel bewegt: fahrradfahren, spazierengehen, treppensteigen usw.
- Was das Essen angeht, gibt es Lebensmittel, die man schnell verputzt hat, die aber sehr viele Kalorien enthalten. Dazu gehört leider viel von dem, was besonders gut schmeckt: Hamburger, Pommes, Softdrinks etc. Auf der anderen Seite gibt es Lebensmittel, von denen man wirklich viel essen kann, ohne dass das ein Problem ist. Dazu gehören vor allem Obst und Gemüse.
- Um nicht dicker zu werden, kann man selbst eine Menge tun. Das meiste ist ganz einfach:
  - ✔ Nicht im Laufen oder Gehen essen, sondern im Sitzen.
  - ✔ In Ruhe essen, oft kauen. Das erfolgreichste Abnehmprogramm der Geschichte stammt von einem Herrn Fletcher aus Amerika, der jeden Bissen 40-mal kaute. Dadurch wird besser verdaut, und auf der anderen Seite schlingt man nicht in Hektik Essen runter, das der Körper gar nicht braucht.

✔ Drei Hauptmahlzeiten essen, dazu einen Pausensnack in der Schule. Es ist vor allem das Geknabber zwischendurch, das dick macht.

✔ Wenig oder keine Softdrinks trinken. Das sind echte Kalorienbomben. Am besten ist es, Wasser oder verdünnte Saftschorlen zu trinken.

✔ Vom klassischen Fastfood ist Döner Kebab am gesündesten, wenn die Hygiene in der Dönerbude stimmt. Danach kommen Hamburger, danach die Currywurst. Inzwischen werden oft Wraps, frisch gepresste Säfte oder Smoothies angeboten. Auch Thai-Food ist gesund.

Übergewicht

Übergewicht unter Jugendlichen nimmt immer mehr zu. Zuerst hat man übergewichtige Jugendliche vor allem in den USA beobachtet, aber inzwischen haben auch in Deutschland immer mehr Jugendliche mit den Pfunden zu kämpfen – Tendenz steigend. Die Weltgesundheitsorganisation spricht von einer „globalen Epidemie des 21. Jahrhunderts". Übergewichtige Jugendliche haben es schwer. Sie werden beleidigt, ausgegrenzt, gemobbt. Kein Wunder, dass sie unter einem geringen Selbstwertgefühl leiden und zu depressiven Stimmungslagen neigen.

Doch damit nicht genug: Das Übergewicht kann den Körper so belasten, dass begleitend auch andere Krankheiten auftreten. Das können Schäden des Bewegungsapparates (Spreizfüße, Knicksenkfuß, X-Beine, O-Beine) sein, Asthma bronchiale oder nächtliche Atempausen. In Folge von Übergewicht leiden Kinder und Jugendliche auch deutlich früher an Erkrankungen, die normalerweise erst im späteren Erwachsenenalter auftreten. Dazu zählen z. B. Diabetes, Bluthochdruck, Früharthrosen, Fettstoffwechselstörungen und viele mehr. Diese Krankheiten bedeuten nicht nur massive Einschränkungen der Lebensqualität, sondern sind auch die wichtigsten Risikofaktoren für Herzinfarkt und Schlaganfall. Übergewicht verringert, so niederländische Forscher, die Lebenserwartung in gleichem Maße wie Zigarettenkonsum.

Zu den Ursachen für Übergewicht egal in welchem Alter zählt ein inaktiver Lebensstil: Je länger man täglich vor dem Fernseher oder Computer sitzt, desto höher ist die Wahrscheinlichkeit, übergewichtig zu werden. Das ist leicht verständlich: Die aufgenommene Energie in Form und Fett und Zucker wird nicht verbrannt, und man nimmt zu.

Einfache Selbsthilfe

- Viele übergewichtige Kinder stammen aus Familien mit übergewichtigen Eltern. Gerade wenn man selbst ein paar Pfunde zu viel auf die Waage bringt, ist es daher von Vorteil für alle, die Ernährung umzustellen. Der erste Schritt ist, selber zu kochen und gemeinsam zu essen. Mit einem hohen Gemüseanteil in der Ernährung sind Sie auf der richtigen Spur: Gemüse enthält viele Ballaststoffe: Es macht satt, ohne viele Kalorien zu haben. Übrigens ist gesundes Essen keine Frage des Geldbeutels, das bewies zuletzt Rosa Wolff mit einem Selbstversuch: Sie hat einen Monat lang mit 4,35 EUR pro Tag und trotzdem bio gekocht. Das braucht dann zwar etwas Zeit, geht aber. Ergebnis ist ihr wunderbares Buch *Arm, aber Bio!*, auch auf der gleichnamigen Webseite gibt es eine Rubrik mit vielen Rezepten: www.arm-aber-bio.de
- Unterstützen Sie Ihr Kind in Sachen Bewegung: Schenken Sie ihm ein gutes Fahrrad – am besten kaufen Sie natürlich Fahrräder für die ganze Familie.
- Wer sich im Alltag viel bewegt, verbrennt Kalorien „nebenbei". Eine Rückmeldung über die täglich zurückgelegten Schritte liefern Schrittzähler, die man als kleine Geräte kaufen oder sich als App auf das Smartphone laden kann.

- Es gibt Einrichtungen, die Eltern und betroffenen Jugendlichen mit Rat und Tat zur Seite stehen, z. B. die Arbeitsgemeinschaft Adipositas im Kindes- und Jugendalter (www.aga.adipositas-gesellschaft.de). Die Bundeszentrale für gesundheitliche Aufklärung bietet unter www.bzga-kinderuebergewicht.de ebenfalls Informationen.

Bitte achten Sie darauf, dass Ihr Kind nicht zu Medikamenten, Schlankheitsmitteln, Diät-Kapseln und Ähnlichem greift oder extreme Diäten ausprobiert. Auch Operationen für Jugendliche sind absolut tabu.

Körperstyling

Piercing

Piercen von Minderjährigen ohne Einwilligung der Eltern ist gesetzlich verboten. Unsterile Nadeln können schwere Krankheiten wie Gelbsucht (Leberentzündung, Hepatitis) oder HIV übertragen. Wir empfehlen daher Folgendes:

- Mit einem Piercing warten, bis der Körper ausgewachsen ist.
- Augenbrauenpiercings wachsen häufig mit der Zeit raus und entzünden sich, auch davon ist abzuraten. Bei Augenbrauenpiercings kann es durch eine Entzündung des Einstichs oder Metallausschwemmungen von minderwertigem Schmuck zu Augenentzündungen bishin zum Verlust der Sehkraft kommen.
- Zungenpiercings machen die Zähne kaputt, weil man mit dem Piercing immer an die Innenseite der Schneidezähne stößt.
- Aus medizinischer Sicht sind Piercings durch Weichteilgewebe (z. B. Ohrläppchen) sehr viel unproblematischer als durch Knorpel (z. B. Ohrmuschel).
- Nicht im Hochsommer piercen lassen, da sich die Piercingstelle durch Schwitzen leichter entzündet und man etwa einen Monat auf Baden oder Sonnenbäder verzichten sollte.

Mit Bick auf das Piercingstudio gelten die folgenden Regeln:
- Ein gutes Studio für Piercings ist hell und sauber. Es gibt einen separaten Raum mit Waschbecken, Seifen- und Desinfektionsspender. Hier dürfen keine Getränke, Zeitungen, Aschenbecher etc. herumliegen. Alle Flächen müssen hier abschwischbar sein.
- Der Behandler trägt sterile Handschuhe, die er bei Bedarf – wenn er zwischendurch etwas anderes tut, ans Telefon geht o. Ä. – wechselt. Alle Materialien bzw. Instrumente sind steril verpackt. Vor dem

Anziehen der Handschuhe muss eine Händedesinfektion durchgeführt werden

- Die verwendeten Metallteile beim Piercing dürfen nur bestimmte Materialien enthalten, z. B. Titan. Man spricht auch von der Reinheit der Materialien. Nickel zum Beispiel kann zu Allergien führen.
- Beim Piercing kommt es zu einer offenen Wunde, deshalb müssen die Hygieneregeln eingehalten werden. Es kann zu einer Infektion kommen. Wichtig daher ist auch eine korrekte Wundversorgung mit sterilem Verband.
- Bei unsachgemäßem Einsetzen kann es zu Verletzungen von Blutgefäßen oder Nerven kommen.
- Ein Piercing mit Pistole ist gefährlich, weil diese nicht ausreichend sterilisiert werden kann und das Hautgewebe gequetscht wird. Auf keinen Fall bei Knorpelpiercings anwenden lassen.
- Abgeraten wird auch von Piercing unter Betäubung, da das Betäubungsmittel das Gewebe verändert.

Tatoos

Tatoos sind erst ab 18 erlaubt. Der Körper wächst in den Jahren davor, die Haut verändert sich – da kann sich ein Tattoo ganz schön in die Länge ziehen. Abgesehen davon, dass es sein kann, dass man das Tatoo irgendwann bereut. In seriösen Studios wird von Minderjährigen eine schriftliche Einwilligung der Eltern erwartet. Die folgenden Probleme können bei Tatoos auftreten:

- Das größte Risiko bei einer Tätowierung ist eine Ansteckung mit Hepatitis B, C oder HIV. Beide Krankheiten werden über das Blut, also über Nadeln, verbreitet.
- Es kann zu schweren allergischen Reaktionen und Infektionen mit Bakterien kommen, da leider sowohl in geöffneten, als auch in noch verschlossenen Tatoofarben Bakterien enthalten sein können.

- Bei bestimmten Röntgen-Untersuchungen (z. B. Magnetresonanz-Tomographie) können die Farbteilchen (Pigmente) der Tatoos sich erhitzen (falls es sich um eisenhaltige Farben handelt) und zu Schwellungen oder sogar Verbrennungen führen. Das ist zwar eher selten, dennoch sollte man vor einer radiologischen Untersuchung auf Tattoos hinweisen.
- Das letzte, allerdings nur kosmetische Risiko ist, dass der Tätowierer es nicht so macht, wie man es wollte.

Mit Blick auf das Studio gelten folgende Regeln. Es ist ratsam, sich vor dem Tätowieren darüber zu informieren, ob das Studio diese einhält:
- Ein gutes Studio für Tätowierungen ist hell und sauber.
- Ein Sterilisiergerät ist vorhanden, ebenso wie Abfallbehälter für Einmalnadeln.
- Der Behandler trägt Handschuhe, die er bei Bedarf – wenn er zwischendurch etwas anderes tut, ans Telefon geht o. Ä. – wechselt.

Bitte auch die Hinweise zum Piercing durchlesen.

Wie wäre es anstelle der dauerhaften Variante zunächst einmal mit einem Henna-Tattoo als Test, oder einem Airbrush Tattoo? Dabei handelt es sich um ein mit Farbe oberflächlich aufgesprühtes Tattoo, das 3–5 Tage auf der Haut hält. Es gibt unterschiedliche Farbqualitäten. Die Farbe kann normalerweise mit Reinigungsalkohol entfernt werden. Jucken und Brennen lassen auf eine Hautreizung oder eine Unverträglichkeit schließen. Sofort das Tatoo abwischen. Henna hat ein hohes Allergierisiko, ein Verträglichkeitstest vor dem Auftragen ist also sinnvoll.

\\\

Wenn man sich trotz allem eine Tätowierung machen lässt, sollte man in guter körperlicher Verfassung sein. Erschöpfung, wenig Schlaf, Restalkohol oder eine in den Knochen sitzende Erkältung vermindern die Fähigkeit des Körpers, auf die Tätowierung zu reagieren (Wundheilung). Die Tagesform bestimmt auch, wie intensiv man den Schmerz wahrnimmt. Wenn es einem gut geht und man ausgeschlafen und entspannt ist, tut es nicht so weh.

Schönheitsoperationen

Jedes zweite Mädchen ist mit seinem Aussehen unzufrieden. Es wundert nicht, dass viele von ihnen über eine Schönheitsoperation nachdenken.

Aus medizinischer Sicht haben Schönheitsoperationen im Jugendalter keinen Sinn, da sich während der Jugend der Körper noch so sehr verändert, dass nicht absehbar ist, welches Resultat eine Operation hat. Durch das Körperwachstum werden dann häufig Folgeoperationen erforderlich. Und auch die Bildung von Narbengewebe wird durch das Körperwachstum beeinflusst.

Übereinstimmend werden von seriösen Chirurgen Schönheitsoperationen erst ab 18 Jahren empfohlen. Einige Ausnahmen gibt es allerdings: abstehende Ohren, die bereits ab dem 6. Lebensjahr korrigiert werden, außerdem Narbenkorrekturen, Korrekturen nach Unfällen, Nasenoperationen bei Atembehinderung oder Operationen bei einem körperlichen Aussehen oder Körperbau, der das Leben des Betroffenen auch aus medizinischer Sicht stark beeinträchtigt. Kurz: immer dann, wenn es medizinisch wirklich sinnvoll ist, etwas zu unternehmen und nicht nur eine Frage des Aussehens.

Die Kosten müssen in der Regel von den Betroffenen selbst übernommen werden. Die Krankenkasse zahlt bei medizinischer Notwendigkeit, wenn also das zu operierende Körperteil stark von der Norm abweicht oder massive Beschwerden nach sich zieht, beispielsweise, wenn große Brüste zu Rückenschmerzen führen.

Ein seriöser Schönheitschirurg sucht das Gespräch mit den Eltern, bezieht einen Psychologen mit ein, informiert über die Risiken und räumt eine längere Bedenkzeit ein. Bei Jugendlichen unter 18 Jahren ist die Einwilligung der Eltern erforderlich.

> Die Begriffe Schönheitschirurgie, kosmetische Chirurgie oder ästhetische Chirurgie sind ungeschützt. Auf eine qualifizierte Ausbildung und staatliche Anerkennung verweist nur der Begriff „Facharzt für Plastische und Ästhetische Chirurgie".

Muskelaufbaupräparate

Wer in ein Fitnessstudio geht oder Hochleistungssport macht, wird früher oder später mit dem Thema „Doping" konfrontiert. Schätzungen gehen davon aus, dass im Fitnessstudio jeder Fünfte Dopingmittel oder illegale Medikamente einnimmt, also z. B. Hormonpräparate, Herz-Kreislauf- oder Beruhigungsmittel. Gerade die Hormonpräparate haben eine verheerende Wirkung auf den Körper: Sie sind Botenstoffe und beeinflussen damit alle Körperorgane. In der Wachstumsphase sind diese Stoffe besonders gefährlich, und die Folgen des Anabolikamissbrauchs (z. B. das Wachstum von weiblichen Brüsten wie bei Mädchen – ja, tatsächlich auch bei Jungs!!) sind nur schwer zu korrigieren. Für Jugendliche gilt: Die Finger davon lassen.

> Die Einnahme von Anabolika wird üblicherweise nicht an die große Glocke gehängt oder am Familientisch ausgebreitet. Wenn Sie bei Ihrem Sohn plötzliche wachsende Muskeln, z. B. einen extrem ausgeprägten Bizeps, beobachten, sollten Sie das Gespräch mit ihm suchen.

Sexualität von Mädchen

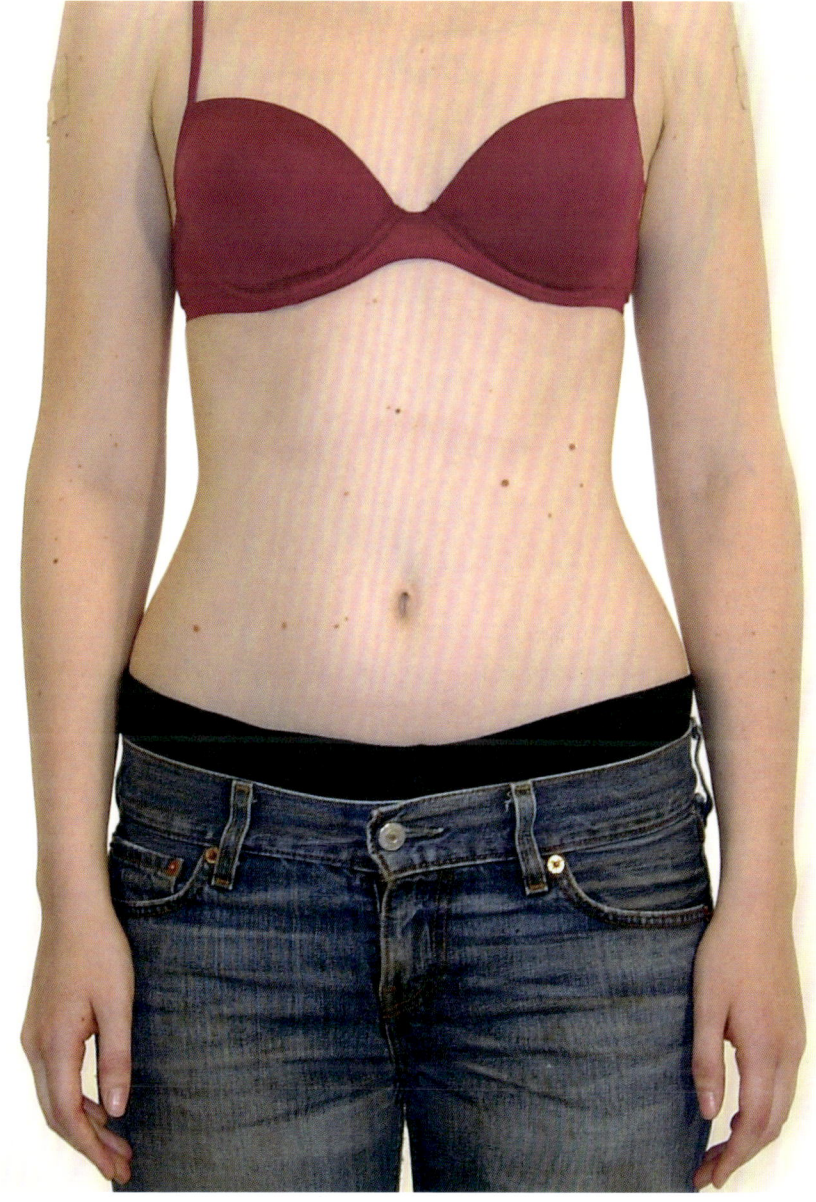

Körperliche Entwicklung

Das Wachstum von Scheide und Brust, die Körperbehaarung und der Zeitpunkt der ersten Periode sind von Mädchen zu Mädchen unterschiedlich. Das Wachstum ist erst mit 18 oder 19 Jahren abgeschlossen.

Bei vielen Mädchen ist die eine Brust phasenweise größer als die andere. Das gleicht sich später wieder aus. Weder mit Fastenkuren noch mit Futterorgien kann die Größe der Brust nennenswert beeinflusst werden.

Hygiene

- Den äußeren Bereich der Scheide täglich mit klarem lauwarmen Wasser waschen. Am besten kann man das unter der Dusche machen, einfach den Wasserstrahl der Dusche auf die Scheide halten, mit der Hand die äußeren Schamlippen ein wenig spreizen. Auf Intimlotions verzichten, sie können die Schleimhaut reizen und zu Allergien führen.
- Enge Hosen können zu Reizungen im Intimbereich führen, speziell wenn man dort zur Schweißbildung neigt.
- Es ist sinnvoll, wenn man als Mädchen lernt, im Stehen oder mit leicht angewinkelten Beinen zu pinkeln – für öffentliche Toiletten und Notfälle.

Unterwäsche

Material und Allgemeines

Wichtig bei Unterhosen sind aus gesundheitlicher Sicht zwei Punkte: das Gewebe und die Farbe. Reine Kunstfaser ist aus gesundheitlicher Sicht ungünstig. Ein Kompromiss wären Unterhosen aus Mischfaser mit 95 % Baumwolle und 5 % Kunstfaser oder Slips aus atmungsaktiver Mikrofaser.

Wer Unterhosen mit einem hohen Kunstfaseranteil trägt, muss besonders gut auf die Hygiene achten. Aus hygienischen Gründen wären Baumwollslips, die man bei 60 Grad waschen kann, am besten. Außerdem ist es besonders wichtig, dass die Slips luftdurchlässig sind – gilt auch für Tangas und Strings. Durch die Feuchtigkeit der Scheide vermehren sich Bakterien und Pilze hier besonders gerne.

Farbstoffe in der Unterwäsche – in Slips, aber auch Unterhemden und BHs oder Bustiers – können zu Hautreizungen und Allergien führen. Daher ist es wichtig, Unterwäsche vor dem ersten Tragen gut auszuwaschen. Ausfluss, juckende oder gerötete Schamlippen können eine Reaktion auf die Farbstoffe der Unterhose oder auf das Waschmittel sein; im letzteren Fall müssten die allergischen Reaktionen jedoch auch an anderen Körperstellen auftreten. Das heißt: Unterhose aussortieren bzw. Waschmittel wechseln.

In jedem Fall gilt: Im Geschäft nie Unterhosen, Badeanzüge oder Bikinis auf der bloßen Haut anprobieren, sondern über die eigene Unterhose anziehen.

Slip-Einlangen sind eher ungünstig: Sie bergen das Risiko allergischer Reaktionen und leisten, wenn sie nicht luftdurchlässig sind, Entzündungen Vorschub.

Die Unterhose jeden Tag wechseln.

Auch im Bezug auf Unterwäsche gilt: Greifen Sie in die Tasche und kaufen Sie Ihrer Tochter hochwertige Unterwäsche – am besten mit ihr zusammen in einem Dessous-Geschäft, wo auch gleich der richtige BH angepasst wird.

BHs

Büstenhalter (BHs) gibt es in verschiedenen Größen. Die Angaben 70, 75, 80 usw. geben den Umfang des Brustkorbes unter der Brust an („Unterbrustweite"). Die Buchstaben A, B, C, D, DD bezeichnen die Körbchen- oder Cup-Größe. Sie ergibt sich aus der Differenz zwischen Unterbrustbreite und Brustumfang. Es gibt die Kategorien A (kleine Büste), B (mittlere Büste), C (füllige Büste) sowie D und DD für noch größere Oberweiten. Ein BH ist zu klein, wenn er drückt und kneift, wenn die Brust herausquillt oder die Träger einschnüren. Der BH sollte auf dem Rücken waagerecht verlaufen und nicht nach oben gezogen werden. Im Wachstum muss die BH-Größe regelmäßig angepasst werden. Am besten lässt man sich mal in einem guten Dessous-Laden beraten, man liegt selber oft falsch.

Tampons oder Binden?

Die Frage, ob Tampons oder Binden besser sind, muss jede (werdende) Frau selbst beantworten. Beide Produkte gehören nach Gebrauch (in Klopapier eingewickelt oder in einem speziellen Hygienebeutel) in den Hausmüll und nicht in die Toilette. Einfacher und sicherer sind sicherlich Binden, vor allem auch deshalb, weil man nicht das Risiko eingeht, sie zu lange im Körper zu tragen und dadurch eine Infektion zu begünstigen.

Tampons sind in der Handhabe nicht ganz unproblematisch. Hier ein paar Tipps:

• Den Tampon alle fünf bis sechs Stunden wechseln. Es kann (in seltenen Fällen) zu einer schweren Vergiftung mit Schock kommen (s. Kasten). Auch im weniger dramatischen Fall begünstigen Tampons Scheideninfektionen. Deshalb wird auch davon abgeraten, Tampons über Nacht zu tragen.

\\. . . . . .

Achtung!

Wenn Tampons benutzt werden und hohes Fieber, Übelkeit und Erbrechen auftreten, sofort zum Arzt gehen. Es kann sich um ein „Toxisches Schock-Syndrom" (TSS) handeln. Dieses seltene, aber ernstzunehmende Krankheitsbild wurde in den 1980er Jahren erstmalig beschrieben. Durch verbesserte Produktionsbedingungen bei der Tamponherstellung kommt das TSS zum Glück heutzutage selten vor.

\\

- Zum korrekten Einführen des Tampons: Erstmal Hände waschen, das ist wichtig! Schutzhülle aufreißen, das untere Hüllenteil (am Bändchen) entfernen, Rückholbändchen lösen, kurz und kräftig daran ziehen. Die Spitze des Zeigefingers in die Unterseite des Tampons drücken, Bändchen festhalten. Die obere Hälfte der Schutzhülle entfernen. Mit der freien Hand die Schamlippen ein wenig auseinanderhalten. Entspannen! Den Tampon – auf der Toilette sitzend oder im Stehen mit einem hochgestellten Bein – mit leichtem Druck des Zeigefingers so weit wie möglich schräg nach hinten in die Scheide einführen. Falls ein Widerstand zu spüren ist, einfach ein wenig die Richtung ändern. Falls der Tampon nun noch zu spüren ist, muss er etwas tiefer eingeführt werden. Anschließend noch einmal die Hände waschen.
- Das Fädchen wird vor dem Einführen herausgezogen, damit man ihn hinterher wieder herausziehen kann. Keine Aufregung, wenn das Fädchen nicht auffindbar ist. Das kommt vor. Mit etwas Geduld, sauberen Fingern (und vielleicht einem Spiegel) wird es wieder auftauchen.
- Die Auswahl der richtigen Tampongröße ist wichtig. Ein größerer Tampon sollte nur verwendet werden, wenn er nach weniger als vier Stunden vollgesogen ist. Für den Anfang sind kleine Tampons am geeignetsten.

Vorschlag

An Tagen mit starker Blutung: Binden und/ oder Tampons nehmen.

An Tagen mit schwacher Blutung: Binden oder Slipeinlagen nehmen.

Nachts Binden verwenden.

Enthaarung

Die kosmetische Enthaarung unter den Achseln und an den Beinen kann auf verschiedenen Wegen geschehen:

- Ein Rasierer bietet sich vor allem für die Achselbehaarung an. Bei der Trockenrasur wird kein Schaum verwendet, bei der Nassrasur wird die Haut vorher mit einem Rasierschaum eingeseift, um die Poren zu öffnen und die Haare aufzuweichen. Das Haar wächst innerhalb von einigen Tagen nach. Elektrorasierer nach Anleitung säubern, Nassrasierer sorgfältig unter fließendem Wasser ausspülen oder im Waschbecken, in das man etwas Wasser einlaufen lässt, säubern. Einwegrasierer müssen regelmäßig gewechselt werden: Verschmutzte Rasierklingen können üble Hautentzündungen nach sich ziehen, auch und gerade im Genitalbereich, wo man die Rasur nicht so gut kontrollieren kann.
- Nach der Rasur keine alkoholhaltigen Produkte (Parfüm, Deo) auftragen, kein Sonnenbad machen oder Baden gehen, die Haut ist jetzt anfälliger als sonst.

Für die Nachbehandlung rasierter Bereiche, gerade dort, wo man schwitzt (Achseln), sind Seidenpuder von Dr. Hauschka oder Weleda Wundcreme für Babys gut geeignet.

- Bei der Wachsmethode werden Kaltwachsfolien in der Hand leicht erwärmt und aufgelegt. Alternativ wird warmes Wachs auf die Beine aufgetragen, ein Tuch aufgelegt und das Ganze nach dem Erkalten gegen den Wuchs samt der Haarwurzeln abgerissen. Die Prozedur ist schmerzhaft, dafür hält die Enthaarung drei bis sechs Wochen an.

- Beim Epilieren werden die Haare mit einem elektrischen Gerät samt Wurzel entfernt.

Sexualität von Jungs

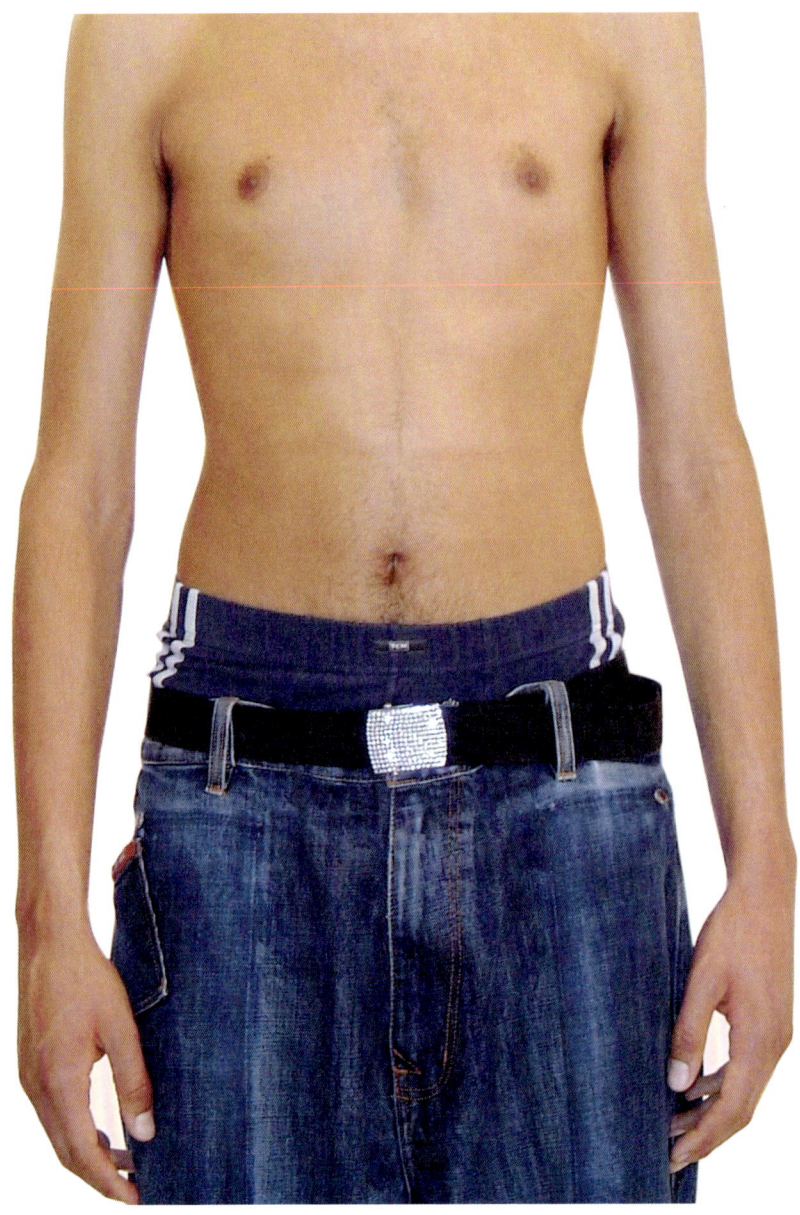

Bartwuchs und Rasur

Der Bart beginnt bei Jungs üblicherweise zwischen dem 14. und 18. Lebensjahr zu wachsen, zunächst über der Oberlippe und vor den Ohren. Rasieren kann man sich nass oder trocken. Die Hälfte der Männer in Deutschland rasiert sich trocken, die andere nass. Die Nassrasur hält etwas länger, die Trockenrasur wird von Menschen mit trockener oder unreiner Haut bevorzugt.

Die Packungsangabe „für empfindliche Haut" auf der Rasiercreme folgt keiner einheitlichen Definition. Üblicherweise enthalten Produkte mit dieser Angabe mehr rückfettende Substanzen und weniger Parfüms.

Bei der Nassrasur werden die Haut und die Haare zunächst mit Seifenschaum aufgeweicht. Je borstiger die Haare sind, desto länger sollten sie einweichen. Empfohlen werden Rasierseife (mit Pinsel aufschäumen) und Rasiercreme (kann direkt auf die feuchte Haut aufgetragen werden). Normale Seife eignet sich nicht. Rasiert wird vom Ohr zum Mund, dann Kinn und Hals (von unten nach oben). Die Klingen für die Nassrasur müssen gut gesäubert und regelmäßig erneuert werden. Bei kleinen Verletzungen bei der Nassrasur kann man ein Stückchen Toilettenpapier aufdrücken.

Nach der Rasur sollte zur Desinfektion und Pflege der Haut ein Aftershave benutzt werden. Der Alkoholgehalt von Rasierwasser trocknet etwas aus und ist daher für trockene Haut weniger geeignet. Für diesen Fall gibt es Balsame. Empfehlenswert sind Rasierwässer ohne synthetische Duftstoffe.

Penisgröße und -hygiene

Viele Jungs sind besorgt, ob ihr Penis die „richtige" Größe oder Form hat. Tatsächlich gibt es so viele verschiedene Formen wie Jungs und Männer. Vor allem aber: Die Länge oder Dicke des Penis sagt noch lange nichts über die Qualität eines Liebhabers aus.

Der Penis sollte jeden Tag gewaschen werden. Dafür unter der Dusche die Vorhaut zurückschieben und die Eichel mit lauwarmem Wasser abspülen, eventuell mit einer parfümfreien Seife abwaschen. Unter der Vorhaut und hier besonders im so genannten Eichelkranz, der Furche zwischen Eichel und Penisschaft, können sich Ablagerungen bilden (das Smegma), die zu Infektionen führen und riechen. Smegma besteht aus abgeschuppten Hautzellen, Urinresten und Drüsensekreten.

Sexuell übertragbare Erkrankungen

Symptome der häufigen Krankheiten

Es gibt mehr als zwanzig verschiedene Arten von sexuell übertragbaren Krankheiten. Die wichtigsten stellen wir hier kurz vor. HIV/AIDS ist in dieser Aufzählung nicht enthalten, weil es weiter unten ausführlich behandelt wird.

Kondome schützen vor diesen Krankheiten.

- **Chlamydien** sind die häufigste Geschlechtserkrankung weltweit. Die Rate der erkrankten Jugendlichen steigt ständig weiter an. Als Überträger scheinen Männer, die infiziert sind, aber keine Beschwerden haben, eine große Rolle zu spielen. Chlamydien, die nicht erkannt und behandelt werden, können zu Unfruchtbarkeit führen. Daher wurde 2008 für Frauen unter 25 Jahren ein Chlamydien-Screening eingeführt, d. h. eine kostenlose Routine-Untersuchung.
- **Gonorrhoe** oder Tripper ist weltweit die zweithäufigste Sexualerkrankung. Auch hier sind Jugendliche weitaus häufiger betroffen als andere Altersgruppen. Gonorrhoe ist eine von Bakterien verursachte Infektion der Schleimhäute. Morgendlicher Ausfluss aus der Harnröhre ist ein Leitsymptom.
- **HPV** (Humane Papilloma Viren) sind Viren, die an den Geschlechtsteilen zu Warzen bis hin zu Krebserkrankungen (vor allem Gebärmutterhalskrebs) führen können. Auch hier kann es zu einem Verlauf ohne Beschwerden kommen. Gleichzeitig sind die HP-Viren gerade bei jungen Frauen sehr häufig, heilen aber auch häufig von alleine aus. Mittlerweile gibt es eine Impfung gegen HPV, die von der Ständigen Impfkommission (STIKO) des Robert Koch-Instituts

bei Mädchen im Alter von 9–14 Jahren – vor dem ersten Geschlechtsverkehr – empfohlen wird.

- **Herpes** kennt man vom Lippenherpes, den kleinen, juckenden Bläschen an der Lippe. Auch beim Genitalherpes kommt es zu einem
Herpesbläschenausschlag, der sehr ansteckend ist.

- **Syphilis** wird durch ein Bakterium verursacht und verläuft in
mehreren Stadien: Zu Beginn entsteht ein Schleimhautgeschwür
am Infektionsort, von wo sich die Bakterien im ganzen Körper
ausbreiten und schließlich zu lebensbedrohlichen Nervenschädi-
gungen führen können, wenn die Krankheit nicht behandelt wird.
Die Erkrankungsrate nimmt in letzter Zeit wieder zu. Syphilis ist
sehr ansteckend.

- **Hepatitis B** ist keine Geschlechtskrankheit wie die bisher aufge-
führten Krankheiten, sie wird jedoch am häufigsten sexuell übertragen. Hepatitis B ist eine entzündliche Erkrankung des Leber-
gewebes. Jährlich stecken sich in Deutschland schätzungsweise
50.000 Menschen mit Hepatitis B an. Die Erkrankung wird vorwie-
gend durch Geschlechtsverkehr, aber auch durch Blutkonserven,
unsterile Spritzen, beim Tätowieren, Piercen u. Ä. übertragen. Das
Hepatitis B-Virus ist 100-mal leichter übertragbar als HIV. Die Erkrankung kann symptomlos, also ohne äußere Krankheitszeichen,
verlaufen, ein Drittel der Erkrankten leidet ein bis sechs Monate
nach Ansteckung zunächst unter grippeähnlichen Symptomen,
dann unter Beschwerden, die für eine Lebererkrankung sprechen:
Gelbfärbung der Augäpfel, Gelbfärbung der Haut, Braunfärbung
des Urins, extreme Müdigkeit, Juckreiz am Körper. Bei 10 % der Erkrankten wird nach und nach die Leber zerstört. Mittlerweile wird
eine Impfung gegen Hepatitis B im Jugendalter empfohlen, falls
diese nicht schon im Kleinkindalter im Rahmen der Grundimmuni-
sierung durchgeführt wurde.

- Auch **Hepatitis C** kann über Geschlechtsverkehr übertragen werden. Es gibt keine Impfung, und sie kann chronisch werden und die Leber zerstören.

Bei folgenden Symptomen muss man unbedingt den Arzt/ die Ärztin aufsuchen (Mädchen: Frauenärztin; Jungs: Facharzt für Haut- und Geschlechtskrankheiten), und zwar auch dann, wenn die Beschwerden nach einigen Tagen wieder verschwinden:

Beide

- Jucken, Rötung, Schwellung und Schmerzhaftigkeit der Geschlechtsorgane
- Schmerzen und Brennen beim Wasserlassen
- Häufiger Harndrang
- Schmerzhafte, juckende, brennende, aber auch schmerzlose Bläschen und Geschwüre an den Geschlechtsteilen, aber auch im Mund-Rachenraum (je nach Sexualpraktik)
- Warzen an den Geschlechtsorganen
- Geschwollene Lymphknoten in der Leistenbeuge (tastbare „Knubbel" zwischen Geschlechtsbereich und Beinansatz) oder Ellenbeuge
- Fieber und Krankheitsgefühl
- Hautveränderungen, Hautausschlag am ganzen Körper

Mädchen

- Ausfluss: Ausfluss kommt natürlich vor. Verändert er sich in Geruch, Menge und Farbe stark, kann eine Krankheit dahinterstecken.
- Blutungen außerhalb der Regelblutung
- Unterbauchschmerzen

Jungs

- Ausfluss aus dem Penis

In vielen Fällen laufen Geschlechtskrankheiten ohne auffällige Krankheitszeichen ab. Bei geringen Beschwerden oder auch nur bei einem Verdacht bitte dennoch zum Arzt gehen. Dies gilt auch, wenn sich die beschriebenen Symptome zurückbilden. Die Krankheit ist dann nicht geheilt, sondern besteht immer noch.

Unbehandelte Geschlechtserkrankungen können schwerwiegende Folgen haben.

Es gibt erfolgreiche Medikamente und unkomplizierte Nachweisverfahren (oft über den Urin) für Geschlechtskrankheiten. Nur der Arzt kann eine Geschlechtskrankheit behandeln, die wirksamen Medikamente auswählen und verordnen!

Infos für Jugendliche

Sag deinem Sexualpartner Bescheid, wenn du den Verdacht hast, eine Geschlechtskrankheit zu haben!

HIV/AIDS

Während die meisten anderen sexuell übertragbaren Erkrankungen vor allem die Geschlechtsorgane betreffen, handelt es sich bei HIV um eine Erkrankung, die unser Immun- oder Abwehrsystem betrifft. Das HI-Virus ist ein Krankheitserreger, der die Zellen des Immun- oder Abwehrsystems befällt und diese im Laufe der Erkrankung zerstört.

Der Name AIDS, zum ersten Mal 1981 beschrieben, steht für die englische Bezeichnung Aquired Immune Deficiency Syndrome. Dies bedeutet „erworbenes Immunschwäche-Syndrom", also erworbene Abwehrschwäche. Durch das Virus kommt es im Laufe der Zeit zu einer schweren Immunschwäche: Der Körper ist nicht mehr in der Lage, Krankheiten – selbst einen Schnupfen oder eine Grippe – abzuwehren. Auch harmlose Krankheiten können dann lebensbedrohlich sein. Die Infektion mit dem HI-Virus wird in drei Stadien eingeteilt, von der Erkrankung AIDS spricht man ab dem dritten Stadium.

Es gibt keinen Impfstoff gegen HIV und keine Arzneimittel, die die Erkrankung heilen. Die derzeit vorhandenen Medikamente verzögern den Ausbruch von AIDS, behandeln auftretende Infektionen und verbessern die Lebensqualität, haben aber teils erhebliche Nebenwirkungen.

\\.........

Der einzige Schutz vor der Krankheit ist die Vermeidung einer Ansteckung.

'''\\\\\\\\\\\\\

Nachweis von Antikörpern

Einen Test, ob man sich mit dem Virus angesteckt hat, kann man ca. sechs Wochen nach dem Risikokontakt durchführen. So lange dauert es, bis so genannte Antikörper gegen das Virus im Blut nachweisbar sind. Der Begriff „AIDS-Test" ist falsch, korrekt muss von einem HIV-Antikörpertest gesprochen werden. Dieser Test kann bei jedem Hausarzt, Frauenarzt, beim Gesundheitsamt (anonym, kostenlos oder kostengünstig) und bei verschiedenen Beratungsstellen durchgeführt werden. Dafür wird Blut aus der Vene im Arm abgenommen.

Wenn man sich mit dem Virus infiziert hat, ist man „HIV-positiv", weil Antikörper nachgewiesen werden konnten. Ein Testergebnis wird als „negativ" bezeichnet, wenn man im Blut keine Antikörper nachweisen konnte. Das ist etwas verwirrend, aber bei jedem Labortest so üblicher Sprachgebrauch. Auch bei allen anderen sexuell übertragbaren Erkrankungen spricht man von einem positiven Testergebnis, wenn der jeweilige Erreger direkt oder indirekt nachgewiesen werden konnte.

\\\

> Es gibt keine Symptome (Krankheitszeichen), an denen man eine frische
> HIV-Infektion sicher erkennen kann.

Ansteckung

Das HI-Virus befindet sich vor allem in Blut, Sperma, Scheidenflüssigkeit und Muttermilch. In Speichel, Tränen, Urin, Schweiß und Kot ist es nur in sehr geringen Mengen enthalten. Die Menge des vorhandenen Virus wird als „Viruslast" bezeichnet. Am höchsten ist die Viruslast im Blut, auch im Menstruationsblut. Hoch ist die Viruslast in Sperma und Scheidenflüssigkeit.

Für eine Ansteckung muss das Virus aus den infektiösen Körperflüssigkeiten in die Blutbahn gelangen, es braucht eine so genannte „Eintrittspforte". Dies geschieht

- durch gemeinsam benutzte Spritzen und durch Bluttransfusionen,
- bei Piercings und Tätowierungen, wenn nicht mit sauberen Materialien gearbeitet wird,
- durch offene Wunden und Verletzungen,
- über Schleimhäute (Scheide, Darm, Eichel, Harnröhre) ohne Verletzung; hier gibt es Zellen, an die das Virus „andocken" kann, um in den Körper einzudringen,
- über wundgeriebene bzw. verletzte Schleimhäute beim ungeschützten Geschlechtsverkehr; dabei entstehen in der Scheide durch das Eindringen des Penis häufg kleine Verletzungen, die als Eintrittspforte dienen können,
- beim Analverkehr; es kann dabei zu Schleimhautverletzungen kommen, und da das Sperma als hochinfektiös gilt, ist die Ansteckungsgefahr sehr hoch,
- über entzündete Schleimhäute, z. B. durch Infektionen oder andere sexuell übertragbare Erkrankungen.

Babys können durch HIV-positive Mütter im Mutterleib, während der Geburt oder beim Stillen infiziert werden.

Ein sehr hohes Ansteckungsrisiko besteht bei ungeschütztem Geschlechtsverkehr (d. h. **ohne Kondom**) und anderen Sexualpraktiken wie die Befriedigung eines infizierten Mannes mit dem Mund. Etwas weniger riskant ist die orale Befriedigung einer infizierten Frau (Fellatio).

Das Ansteckungsrisiko hängt außerdem ab von der Menge der infektiösen Körperflüssigkeit und der Zeitdauer, die sich die infektiöse Körperflüssigkeit auf der Schleimhaut befindet. Das gleichzeitige Vorhandensein von anderen sexuell übertragbaren Krankheiten (s. o.) kann erschwerend hinzukommen.

Eine genügend große Menge ausreichend infektiöser Körperflüssigkeit + Schleimhaut oder Verletzung („Eintrittspforte") = mögliche Ansteckung

Safer Sex und Kontakt mit infizierten Menschen

Safer Sex ist der Ausdruck für „annähernd sicheren Sex". Das bedeutet, dass Samenflüssigkeit, Scheidenflüssigkeit, Blut oder Blutspuren durch den Gebrauch eines Kondoms nicht in den Körper des Partners / der Partnerin gelangen. Ein gewisses Restrisiko bleibt auch hier, es kann immer wieder „Pannen" geben.

Gleichzeitig ist es wichtig zu wissen, dass der alltägliche Kontakt kein Risiko einer Ansteckung mit sich bringt. Das gemeinsame Benutzen von Geschirr, Gläsern, Besteck, gemeinsames Essen, Spielen, die gemeisame Benutzung von Toiletten, Handtüchern, Bettwäsche, Sauna, Schwimmbad ist völlig problemlos. Auch Händeschütteln,

Umarmen, Streicheln, Massieren, Küssen (wenn nicht gerade beide blutende Verletzungen haben und heftige Zungenküsse austauschen), Anhusten oder Anniesen sind ohne Risiko.

Wichtig ist ansonsten, dass im Krankenhaus, beim Arzt oder Zahnarzt, bei der Akupunktur, beim Friseur, bei der Fußpflege, beim Piercen und Tätowieren, beim Blutspenden die erforderlichen Hygienevorschriften (Sterilisation der Instrumente) eingehalten werden. Deswegen ist es auch so wichtig, dass man sich nicht in einem drittklassigen Tattoo-Studio tätowieren lässt.

Eher unwahrscheinlich ist die Ansteckung mit Speichel oder Blut auf intakter, unverletzter Haut bei Erster Hilfe. Ein Ansteckungsfall in Deutschland ist nicht bekannt. Wegen möglicher Verletzungen der Haut ist es dennoch ratsam, als Ersthelfer Schutzhandschuhe zu verwenden.

Infos für Jugendliche

Bring dich nicht in Gefahr!

Benutze beim Geschlechtsverkehr ein Kondom.

Bestehe als Mädchen darauf, dass der Junge ein Kondom benutzt.

Kein Sperma in den Mund nehmen.

Kein Sperma, Blut oder Urin auf offene Wunden.

Mehr Informationen:
www.gib-aids-keine-chance.de
www.bzga.de

Verhütung

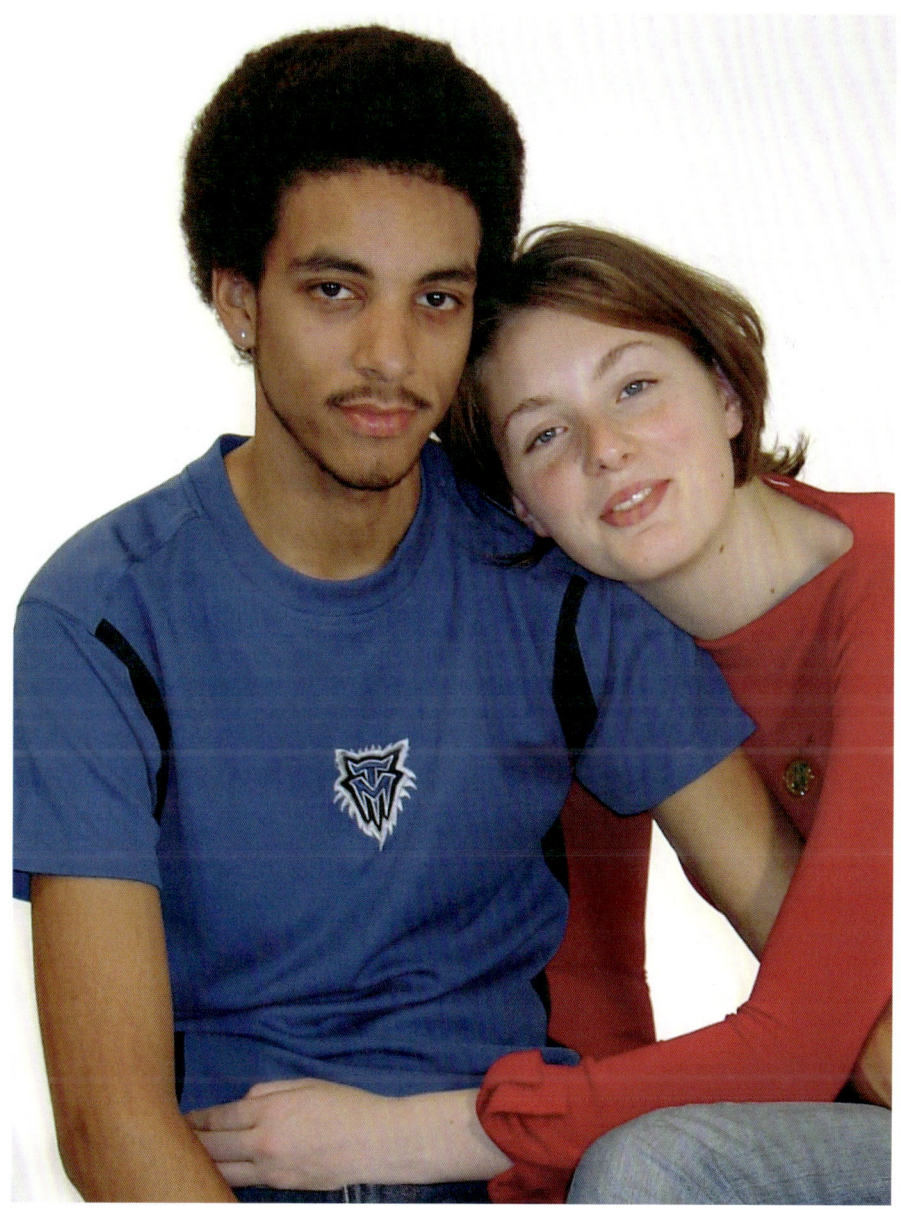

Zahlen und Fakten

Verhütung – damit ist „Empfängnisverhütung" bzw. die Verhütung einer Schwangerschaft gemeint. Verhütung ist unerlässlich, wenn man nicht riskieren will, schwanger zu werden bzw. ein Kind zu zeugen.

Nach wie vor ist Verhütung ein wichtiges Thema. Jugendliche sind oft nicht so aufgeklärt, wie ihre Eltern das glauben. Das Vergessen der Pille oder Schwierigkeiten bei der Anwendung von Kondomen sind die Hauptgründe für Schwangerschaften von Teenagern. Hinzu kommt, dass das „erste Mal" oft nicht geplant ist. Nach Angaben der Bundeszentrale für gesundheitliche Aufklärung gibt es pro Jahr 14.000 Teenagerschwangerschaften von minderjährigen Mädchen. Vielfach ungewollt, z. T. aber auch angesichts fehlender beruflicher Perspektiven durchaus geplant.

Für ein Mädchen ist in dieser Frage die wichtigste Ansprechpartnerin die Frauenärztin – viele Mädchen finden es angenehmer, zu einer Frau zu gehen als zu einem Mann. Hier kann man sich auch erst einmal besprechen und dann weiter überlegen. So gibt es in vielen Frauenarztpraxen mittlerweile auch das Angebot von Mädchensprechstunden („Teenie-Talk"), wo nur geredet, aber noch nicht untersucht wird.

Infos für Jugendliche

Eine gute Frauenärztin (oder ein guter Frauenarzt) unterhält sich erst einmal in aller Ruhe mit dir. Sie oder er nimmt dich ernst, auch deine Gedanken zur Sexualität. Eine Ärztin, bei der du nicht das Gefühl hast, offen reden zu können, „bringt nichts". Such dir jemand anderes. Es ist unbedingt wichtig, dass du ehrlich zu der Ärztin bist und Vertrauen zu ihr hast. Gemeinsam mit der Ärztin kannst du überlegen, welche Möglichkeit der Empfängnisverhütung für dich geeignet ist.

Noch was: Zu einer Frauenärztin kann man auch gut als Paar gehen, um Fragen zum Sex zu klären.

Hinweise im Internet findest du zum Beispiel unter www.loveline.de.

Es gibt viele Methoden der Verhütung. Was auf jeden Fall *nicht* dazu gehören sollte, sind:

- die Kalendermethode,
- „aufpassen",
- hoffen, dass nichts passiert.

All das funktioniert nicht. Also bitte: vorher überlegen. Termin bei der Frauenärztin oder sich anderweitig beraten lassen. Viele Frauenärztinnen empfehlen die Kombination von Kondom und hormoneller Verhütung.

Infos für Jugendliche

Unter dem Begriff „First Love Ambulanz" gibt es – bislang leider nur in München – eine anonyme, kostenlose Beratungsstelle. Es ist keine Krankenkassenkarte erforderlich. In Österreich gibt es mehrere solcher Einrichtungen. Du findest sie im Internet unter www.firstlove.at. Hier gibt es auch eine online-Beratung.

Auch Profamilia hat eine interessante Seite zum Thema Verhütung: www.profamilia.de/fuer-jugendliche/verhuetung

Kondome

Das Kondom ist (auch wenn ein Mädchen noch hormonell verhüten sollte) zum Schutz vor sexuell übertragbaren Krankheiten notwendig – vor allem bei unverbindlichem Sex oder wenn man sich noch nicht lange kennt. Ein Junge kann mit der Anwendung des Kondoms verhindern, ungewollt Vater zu werden. Es ist immer riskant, die Verhütung als

„Frauensache" abzutun. Gleichzeitig schützt das Kondom natürlich auch ihn vor Krankheiten. Die Sicherheit von Kondomen hängt sehr von der Anwendung ab. Daher sollte man den Gebrauch vorher in Ruhe üben.

Kondome gibt es in Apotheken, in Supermärkten, Drogeriemärkten und Tankstellen. In vielen Cafés stehen auch Automaten. Automaten, die z. B. vor Diskotheken stehen und Sonne abbekommen können, sind ungünstig, da hohe Temperaturen die Kondome schneller altern und porös werden lassen. Technisch und medizinisch geprüfte Markenkondome haben eine CE-Kennzeichnung auf der Packung mit einer Nummer der Prüfstelle.

Kondome gibt es in vielen Größen, von XS über Standard bis XXL. Es ist sehr wichtig, ein Kondom zu benutzen, das von der Größe her passt. Mittlerweile gibt es auch spezielle „Jugendkondome" (z. B. Amor Young).

Übrigens: Befragungen von Jugendlichen und jungen Erwachsenen zeigen, dass es fast alle Befragten gut finden, wenn der andere vorschlägt, ein Kondom zu benutzen.

Bei Kondomen muss man auf das Verfallsdatum achten. Sie dürfen sich nicht hart und brüchig anfühlen. Die Verpackung muss unbeschädigt sein. Wenn sie beim Drücken Luft verliert, sollte man eine neue Packung nehmen. Das Kondom nicht mit der Schere oder anderen spitzen Gegenständen aufreißen oder aufschneiden. Auch bei langen Fingernägeln ist Vorsicht angebracht, das Kondom kann beschädigt werden, und Intimschmuck oder Piercings können ein Kondom natürlich auch beschädigen.

Latexkondome dürfen nicht zusammen mit Öl, fetthaltigen Cremes oder fetthaltigen Gleitmitteln verwendet werden, sie werden sonst undicht. Geeignet sind Gleitmittel auf Wasserbasis. Es gibt auch latexfreie Kondome.

Zur Anwendung von Kondomen bitte Folgendes beachten:

- Vorhaut zurückziehen.
- Reservoir (am geschlossenen Ende des Kondoms) mit Daumen und Zeigefinger festhalten, Luft rausdrücken.
- Kondom mit Rolle nach außen auf den steifen Penis aufsetzen und abrollen, so weit es geht.
- Nicht ziehen oder quetschen, das Abrollen sollte ganz leicht gehen. Sonst ein neues Kondom verwenden.
- Nach dem Samenerguss nicht warten, bis der Penis schlaff wird! Kondom mit einer Hand hinten festhalten, wenn der noch steife Penis aus der Scheide gezogen wird.
- Danach das Glied und die Hände waschen, damit beim „Nachspiel" kein Samen in die Scheide gelangt. Benutztes Kondom im Mülleimer entsorgen.

Hormonelle Verhütung

Die Pille

Die Pille (kurz für „Anti-Baby-Pille") enthält künstlich hergestellte, den körpereigenen Geschlechtshormonen sehr ähnliche Hormone. Diese täuschen quasi eine Schwangerschaft vor, dadurch wird der Eisprung unterdrückt. Da die Pille jedoch – regelmäßige Einnahme vorausgesetzt! – eine Sicherheit von fast 100 % hat, wird sie Jugendlichen von vielen Frauenärztinnen empfohlen.

Man weiß inzwischen, dass die frühe und lange Einnahme der Pille das Brustkrebsrisiko geringfügig steigert. Dies soll nicht bedeuten, dass auf eine sichere Verhütung verzichtet und das Risiko einer ungewollten Schwangerschaft in Kauf genommen werden sollte. Aus naturheilkundlicher Sicht wäre es jedoch zumindest eine Überlegung wert, dem Körper mindestens bis zum 15. oder 16. Lebensjahr Zeit zu geben, sich zu entwickeln, ohne Hormoneinnahme oder Risiko einer Schwangerschaft.

Eine Frau bzw. ein Mädchen nimmt die Pille 21 Tage ein, möglichst jeden Tag zur gleichen Uhrzeit. Dann wird die Pille ausgesetzt, der Hormonspiegel normalisiert sich, die Blutung tritt ein.

Es gibt viele unterschiedliche Sorten der Pille. Die Frauenärztin hilft dabei, das richtige Präparat herauszufinden. Sie verschreibt die Pille, bis zum 20. Lebensjahr übernimmt die Krankenkasse die Kosten.

Nach der ersten Verordnung der Pille muss sie eine Woche lang eingenommen werden, bevor sicher von einer empfängnisverhütenden Wirkung auszugehen ist.

Die Pille ist ein Arzneimittel mit Wirkung auf den Hormonhaushalt und damit auf den gesamten Körper. Deshalb kann sie auch zu Nebenwirkungen führen. Die häufigsten Nebenwirkungen bei der Einnahme sind:

- Übelkeit
- Geschwollene, gespannte Brüste
- Wassereinlagerungen im Körper, beispielsweise am Po und in den Oberschenkeln
- Gewichtszunahme
- Sexuelle Lustlosigkeit
- Stimmungsschwankungen
- Zwischen- oder Schmierblutungen

Problematisch ist die Einnahme der Pille bei gleichzeitigem Rauchen – das Thromboserisiko wird deutlich erhöht.

Wenn die Pille nicht vertragen wird, kann die Frauenärztin eine andere Pille verordnen, die andere Hormone enthält.

\\\

Die Pille muss regelmäßig eingenommen werden.
Durchfall und Erbrechen mindern die Wirkung, auch bei der gleichzeitigen
Einnahme von Medikamenten, z. B. Antibiotika, sollte man mit dem behandelnden Arzt oder der Frauenärztin sprechen, weil eine Wechselwirkung stattfinden kann.

Durch die Einnahme der Pille kann es zu einem Mangel an Vitaminen
kommen, insbesondere an dem B-Vitamin Folsäure. Folsäure ist für
den Aufbau von körpereigenen Eiweißen und außerdem für die Blutbildung erforderlich. Ein Folsäuremangel zeigt sich in Schwächegefühl,
Abgeschlagenheit, Leistungsminderung, Reizbarkeit, Vergesslichkeit,
Müdigkeit tagsüber, Schlaflosigkeit nachts und Kopfschmerzen.

Daneben kann es zu einem Vitamin B6- und B12-Mangel kommen.
Reizbarkeit, Stimmungsschwankungen, Müdigkeit und sogar Depressionen sind die Folge. Mädchen, die die Pille einnehmen, sollten
vermehrt Folsäure zu sich nehmen. Folsäure in natürlicher Form ist
in Spargel, grünen Bohnen, Camembert, Tomaten, Apfelsinen und
Bananen enthalten. Es gibt auch Folsäure-Präparate, die der Frauenarzt/ die Frauenärztin oder der Hausarzt verordnet. Vitamin B6 ist
in Bierhefe enthalten, in Walnüssen, Vollkorngetreide oder Milch. Es
gibt auch Vitamin B-Ampullen oder -Präparate. Die Ärztin wird bei
Verdacht auf einen Vitaminmangel gegebenenfalls eine Blutuntersuchung durchführen und danach entscheiden, ob und wie lange ein
Präparat eingenommen werden sollte.

Hormonpflaster

Seit 2003 gibt es Hormonpflaster, 4,5 cm x 4,5 cm groß, die man auf
den Bauch, den Oberkörper, die Arme oder den Po klebt und dort einfach lässt. Einmal pro Woche wird das Pflaster erneuert, nach drei Wochen legt man eine Pause ein, und es kommt zur Blutung. Das Pflaster

funktioniert wie die Pille und hat entsprechend die gleichen Nebenwirkungen. Der Vorteil gegenüber der Pille ist, dass man nicht jeden Tag an die Einnahme denken muss. Nachteile (neben den Nachteilen der Pille) sind, dass es zu Reizungen auf der Haut kommen kann und dass das Pflaster sichtbar ist. Dennoch ist es als Alternative zur Pille sicherlich eine ernstzunehmende Möglichkeit! Das Hormonpflaster ist verschreibungspflichtig.

Der Hormonring
Der Vollständigkeit halber: Es gibt auch einen Hormonring, der während der Regel in die Scheide eingesetzt wird. Er bleibt drei Wochen liegen, dann gibt es wie bei der Pille eine Woche hormonfreie Pause, in der eine Blutung kommt. Wie bei dem Pflaster muss man nicht jeden Tag an die Einnahme denken, und für die ganz schusseligen Mädchen gibt es eine Erinnerungs-App, die an die Entfernung erinnert. Die Nebenwirkungen sind ebenfalls wie bei einer normalen Pille, wobei die Hormonbelastung um ein Viertel geringer ist. Manche Männer oder Jungs spüren den Ring beim Verkehr, aber nur wenige stört das wirklich, manche sind sogar erleichtert, weil sie merken, dass sichere Verhütung gewährleistet ist. Eine Falle kann sein, dass während der Regel der Ring mit einem Tampon herausgezogen wird und in die Toilette fällt, manchmal sogar unbemerkt. Dann ist natürlich kein Verhütungsschutz mehr vorhanden. Da der Ring für Frauen nicht zu spüren ist, sollte im Zweifelsfall nach der Blutung mit dem Finger nachgetastet werden, ob er noch da ist.

Pille danach
Wenn es „passiert" ist, man also einen ungeschützten Geschlechtsverkehr hatte oder das Kondom geplatzt ist, sollte man versuchen herauszufinden, wie hoch die Wahrscheinlichkeit einer Schwangerschaft ist.

Es gibt innerhalb von 72 Stunden (drei Tage) die Möglichkeit, Tabletten mit hochdosierten Hormonen einzunehmen, die eine Schwangerschaft verhindern. Je früher diese so genannte „Pille danach" eingenommen wird, desto besser. Am Wochenende kann die „Pille danach" in einer Krankenhausambulanz verschrieben werden.

Die „Pille danach" ist ein massiver Eingriff in den Körper. Im Notfall nimmt eine Frau diese Nebenwirkungen in Kauf. In keinem Fall aber ist die „Pille danach" für häufigere Anwendungen geeignet.

Auf den folgenden Seiten finden sich die im Text angesprochenen Rezepte und noch einige mehr. Die Rezepte sind auch für Jugendliche zum Nachkochen geeignet – zuhause oder unterwegs!

Nährende und entgiftende Rezepte

Haferflockenbrei für den Winter

Zutaten (für 1 Portion):

ca. 3–4 EL Haferflocken (kleinblättrige, blütenzarte Frühstücksflocken)
1 Becher Wasser oder Hafermilch
1 Prise Salz
1 Schuss flüssige Sahne
½ Banane
1 TL Mandelmus
evtl. Zucker oder Honig

Zubereitung:

Haferflocken im Wasser oder der Hafermilch kurz aufkochen, rühren, nachquellen lassen und mit einer Prise Salz verfeinern, mit einem Schuss flüssiger Sahne servieren.

Das Mandelmus ist gut für die Nerven, es ist reich an Mineralstoffen, v. a. Phosphor und Eisen. Die Banane wird kleingeschnitten und mit dem Mandelmus kurz vor dem Servieren zugegeben. Bananen enthalten eine Aminosäure, die im Körper zu Serotonin umgewandelt wird (Botenstoff der Nerven), außerdem Vitamin B6.

Hirseflockenmüsli für Haut und Haar

Zutaten (für 1 Person):

3 EL Hirseflocken

1 Becher Wasser, Hafer- Mandel- oder Reismilch

1 EL Rosinen

1 EL gehackte Mandeln

kleingeschnittenes Obst

Zimt nach Geschmack

Zubereitung:

Hirse gibt es auch als Flocken, ähnlich wie Haferflocken. Die Flocken kann man nicht so gut kalt essen, sie werden mit heißem Wasser, heißer Hafer-, Mandel- oder Reismilch übergossen und quellen 5–10 Minuten nach. Alternativ – dann sind sie noch weicher – einmal kurz aufkochen, rühren und fünf Minuten quellen lassen. Nach dem Quellen Rosinen, Mandeln und das kleingeschnittene Obst zugeben.

Varianten:

- 3 EL Hirseflocken mit 3 EL kleingeschnittener Ananas, 1 EL Kokosraspeln, 200 ml heißem Kokoswasser und 1 TL Honig zubereiten.
- Hirsebrei mit Beerenmischung (Himbeeren, Erdbeeren, Blaubeeren) servieren.

Beim Einkauf auf Hirseflocken deutscher Herkunft achten (Bioladen) und die Packung gut verschließen. Zum einen unterstützt man regionale Anbieter, zum anderen werden gerade Hirseflocken relativ schnell ranzig. Hirse enthält sehr viel Kieselsäure, das ist gut für Haut und Haare.

Sauerkrautbrot bei Darmpilzen oder nach Antibiotikagabe

Zutaten (für 1 Person):

Vollkornbrot, z. B. ein Roggenbrot mit Gewürzen

Butter

1 EL Sauerkraut (frisch, gut ausgedrückt)

1 EL Schnittlauchröllchen

Salz und Pfeffer

Zubereitung:

Das Vollkornbrot mit Butter bestreichen, das Sauerkraut (frisch, gut ausgedrückt) darauf verteilen, das Ganze mit Schnittlauchröllchen garnieren und mit Salz und Pfeffer würzen – fertig! Schmeckt auch gut mit Frischkäse und Sauerkraut. Sauerkraut enthält Milchsäure, welche die „gute" Darmflora wieder aufbaut und damit auch Pilze bekämpft.

Schnupfen Adé-Sandwich

Zutaten (für 1 Portion):

Vollkornbrot

Butter

1 TL Meerrettich aus dem Glas

Käse, Frischkäse oder Räucherlachs

Kresse, Wasserkresse zum Garnieren

evtl. Apfel

Zubereitung:

Brot buttern, Meerrettich darauf verstreichen, mit Käse oder Räucherlachs belegen (Frischkäse vor dem Meerrettich auf's Brot streichen), Kräuter darauf verteilen.

Gut schmeckt auch eine dünne Apfelscheibe als Topping, wenn man es eher fruchtig mag.

Entgiftungstrunk süß-sauer

Zutaten (für 1 Portion):
1 EL guten Apfelessig (Bioladen)
1 TL flüssigen guten Honig
Mineralwasser

Zubereitung:
Apfelessig und Honig in ein Glas geben, mit sprudelndem Mineralwasser auffüllen. Das Getränk füllt die Mineralstoffspeicher auf und gibt durch den Honig Energie. Eine sehr gute Alternative zu Softdrinks.

Entgiftungstrunk „Triple B"

Zutaten (für 1 Portion):
1 Glas Buttermilch
1 EL Brennnessel-Frischpflanzenpresssaft (Reformhaus)
½ Banane
evtl. etwas Stevia flüssig

Zubereitung:
Buttermilch mit Banane und Brennnesselsaft im Mixer oder mit dem Pürierstab pürieren. Evtl. mit einem Tropfen Stevia süßen. Ob Jugendliche das trinken, sei mal dahingestellt – es ist aber definitiv ein guter Buttermilch-Smoothie für Mütter, die Energie brauchen und etwas für die Darmflora tun wollen. Dann kann man auch die Banane durch an-

deres Obst ersetzen. Buttermilch enthält rechtsdrehende Milchsäure und baut die Darmflora auf, Brennnessel zählt zu den Heilpflanzen, die „blutreinigend" wirken und die Ausscheidung über Nieren und Leber anregen.

Heilpflanzen in Teemischungen

Faustregel für die Teezubereitung: Ein gestrichener Teelöffel des getrockneten Tees bzw. der Teemischung (am besten in der Apotheke oder im Naturkostladen kaufen) mit einem großen Becher kochendem Wasser übergießen und zugedeckt 5–10 Minuten ziehen lassen. Am besten ungesüßt und schluckweise trinken.

Hustentees, Schlaftees oder „Wohlfühltees" wie Yogi-Tee, Rooibos-Tee und andere hier vorgestellte Mischungen können z.B. mit Honig gesüßt werden. Bitte keinen Süßstoff verwenden!

Die Teekräuter dunkel, verschlossen und trocken aufbewahren, denn sie duften leicht aus und verlieren dann ihre Wirkung. Zur Lagerung eignen sich Sahne- oder Sauermilchgläser aus dem Bioladen. Kaufdatum draufschreiben und am besten nach einem Jahr den Inhalt austauschen.

Tee für stressige Zeiten

Zutaten:

Melissenblätter

Lemongras

Lavendelblüten

Orangenblüten

Rooibos-Tee

zu gleichen Teilen in der Apotheke mischen lassen (z.B. auf 100 g)

Zubereitung:
Einen Teelöffel der Teemischung mit einer Tasse heißem Wasser überbrühen, zugedeckt 3–10 Minuten ziehen lassen, abseihen. Mit Honig
süßen, das beruhigt die Nerven zusätzlich. Melissenblätter werden
seit jeher zur Stärkung des Nervensystems und der Gehirnleistung
eingesetzt.

Abendtee

Zutaten:
Melissenblätter
Lavendelblüten
Hopfenzapfen
Apfelschalen
Pomeranzenschalen
zu gleichen Teilen in der Apotheke mischen lassen (z. B. auf 200 g,
wenn häufiger und mehr davon getrunken wird)

Zubereitung:
Einen gestrichenen Teelöffel der Mischung mit einer großen Tasse
kochendem Wasser übergießen und bedeckt zehn Minuten ziehen
lassen. Für mehrere Portionen vier gehäufte Teelöffel auf einen Liter
Wasser nehmen. Pomeranzen sind Bitterorangen, das gibt dem Tee
etwas fruchtig-aromatisches. Wer keine Lavendelblüten im Tee mag,
kann den Anteil reduzieren oder die Lavendelblüten ganz weglassen.
Bei Bedarf mit Honig süßen.

Schlaftee mit Fenchel

Zutaten:

Melissenblätter

Hopfenzapfen

Fenchelsamen (angestoßen)

zu gleichen Teilen in der Apotheke mischen lassen (z. B. auf 100 g)

Zubereitung:

Einen Teelöffel der Teemischung mit einer Tasse heißem Wasser überbrühen, zugedeckt 3–10 Minuten ziehen lassen. Honig unterstützt die stabilisierende Wirkung.

Teekur nach Antibiotikagabe

Zutaten (für 1 Portion):

1 TL Kamillenblüten (Apotheke), oder Kamillentee im Beutel

1 gestr. TL Milchzucker

Zubereitung:

Kamillenblüten mit einer großen Tasse kochendem Wasser übergießen, 5–10 Minuten zugedeckt ziehen lassen, abseihen, mit einem gestrichenen Teelöffel Milchzucker süßen und in kleinen Schlucken trinken.

Nach der Antibiotika-Gabe ist der Aufbau der Darmflora sinnvoll. Sechs Wochen lang jeden Abend eine Tasse Kamillentee mit Milchzucker trinken. Kaufen Sie qualitativ hochwertige Kamillenblüten (sie müssen intensiv duften), also keine Drogerie-, sondern am besten Apothekenware.

Bitte beachten: Sowohl Kamillenblüten als auch Milchzucker werden nicht von jedermann vertragen. Bei Unverträglichkeit von Kamillenblüten Fencheltee verwenden. Bei Laktoseintoleranz darf der Tee wegen des Milchzuckers nicht getrunken werden.

Tee bei Menstruationsbeschwerden

Zutaten (für 1 Portion):

1 TL Schafgarbenkraut

Zubereitung:

Schafgarbenkraut im Papierfilter mit einer großen Tasse kochendem Wasser überbrühen, zugedeckt zehn Minuten ziehen lassen. 1–3 Tassen täglich in kleinen Schlucken trinken. Wenn der Geschmack unangenehm ist, etwas Apfelsaft zugeben.

Blasentee

Das Rezept stammt von der Heilpflanzenexpertin Ursel Bühring. Der Blasentee ist ein milder Tee.

Zutaten:

15 g Birkenblätter

15 g Brennnesselkraut

40 g Goldrutenkraut

20 g Löwenzahnkraut

10 g Melissenblätter

in der Apotheke mischen lassen

Zubereitung:

Einen Esslöffel Tee mit einem Liter heißem Wasser überbrühen und 15 Minuten ziehen lassen. In eine Thermoskanne füllen und die ganze Menge bis zum Mittag trinken.

Weitere Heilpflanzenanwendungen

Schlafkissen

Zutaten:

Lavendelblüten

Hopfenzapfen

Fenchelsamen

Kamillenblüten

zu gleichen Teilen in der Apotheke mischen lassen

Anfertigung:

Für ein Schlafkissen zwei Hände voll Kräutermischung in ein Leinensäckchen einnähen, dieses in den Kopfkissenbezug stecken. Nach zwei Monaten auswechseln. Bitte gerade bei den Kamillenblüten auf Apothekenqualität achten, es kommt leicht zu Verfälschungen. Denkbar ist auch die Kombination von Melisse, Lavendel, Hopfen und einem etwas geringeren Anteil Orangenblüten.

Körperöl bei Reizblase

Zutaten:

Johanniskrautöl (Rotöl)

ein gutes Massageöl, z. B. Wildrosenöl (Weleda)

Zubereitung und Anwendung:

Öle zu gleichen Teilen mischen. Den Bereich im unteren Rücken, den Unterbauch vorne und zwischen den Beinen damit einreiben, auch ruhig die äußere Scheide und die Innenseite der Oberschenkel. Anwendung einmal täglich, z. B. vor dem Schlafengehen.

Hausmittel

Heißer Ingwertee mit Honig und Zitrone

Zutaten (für 1 Portion):

1 daumennagelgroßes Stück frische Ingwerwurzel

Zitronensaft

1 TL Honig

Zubereitung:

Ingwerwurzel schälen und in kleine Stückchen schneiden und mit einer Tasse kochendem Wasser übergießen, durch ein Teesieb abseihen. Mit etwas Zitronensaft verfeinern und mit Honig süßen.

Viele Jugendliche mögen keinen Ingwer. Dies liegt oft daran, dass er ihnen zu scharf ist. In diesem Fall den Ingwer in größere Stückchen geschnitten und nach 5–10 Minuten abseihen. So hält sich die Schärfe in Grenzen. Erwachsene, die etwas mehr Schärfe vertragen, können den Ingwer reiben statt schneiden und länger ziehen lassen.

Ingwertee ist gut bei Kältegefühl, Erkältungen und grippalen Infekten. Nicht trinken bei innerem Hitzegefühl, denn Ingwer heizt zusätzlich ein!

Zwiebelhustensaft

Zutaten (für 1 Tag):

1 mittelgroße Zwiebel

2–3 TL Honig

Zubereitung:

Zwiebel schälen und klein schneiden, mit 2–3 Teelöffeln Honig in ein (sauberes) Schraubglas füllen, vermischen, Deckel zuschrauben. Über

Nacht stehen lassen, den Saft durch ein Sieb abfiltern und das Ganze im Kühlschrank aufbewahren. Mehrmals täglich einen Teelöffel voll einnehmen. Geht auch mit normalem Zucker, schmeckt mit Honig aber etwas besser. Täglich frisch zubereiten.

Milch mit Honig
Zutaten (für 1 Portion):
1 Becher Milch
1 TL Honig

Zubereitung:
Topf mit Wasser ausspülen, damit die Milch nicht anbrennt. Den Becher Milch abmessen, in den Topf geben, dabei bleiben, Milch erwärmen, aufpassen, dass die Milch nicht anbrennt oder überkocht. Etwas abkühlen lassen, dann einen Teelöffel Honig unterrühren. Milch mit Honig wirkt schlaffördernd und beruhigend.

Mandelmilch mit Honig
Zutaten (für 1 Portion):
1 EL braunes Mandelmus
1 TL Honig

Zubereitung:
Braunes Mandelmus mit einem Becher heißem Wasser mixen und einen Teelöffel Honig dazugeben. Wenn man keinen Mixer oder Pürierstab hat, fertige Mandelmilch nehmen. Auch gut, gerade zur Schlafförderung, ist Hafermilch. Hafer beruhigt die Nerven.

Mandelmilch mit Datteln

Zutaten (für 1 Portion):

1 EL Mandelmus

2 entsteinte und grob zerkleinerte Datteln

etwas Vanillepulver

Zubereitung:

Mandelmus, Datteln und etwas Vanillepulver mit einem Becher Wasser im Mixer pürieren.

Aromamischungen

Aromamischungen werden aus hochwertigen ätherischen Ölen hergestellt. Ätherische Öle sind eine spezielle Inhaltsstoffgruppe der Heilpflanzen. Sie sind leicht flüchtig und für den besonderen Geruch vieler Pflanzen verantwortlich.

Das Gute an ätherischen Ölen ist, dass sie über ihren Duft unsere Gesundheit und das Wohlbefinden beeinflussen. Aromamischungen können pur eingesetzt oder auch in Badezusätzen verwendet werden. Die Wirkung der Öle ist sehr unterschiedlich, wie die folgende Übersicht zeigt:

- Zur Entspannung verwendet man Zedernöl, Rose und Lavendel zu gleichen Teilen.
- Zum Munterwerden sind Rosmarinöl, Grapefruitöl und (wer mag) Pfefferminzöl zu gleichen Teilen, Lemongras und Zypressenöl geeignet.
- Bei Kreislaufproblemen haben sich Rosmarin und Grapefruitöl im Verhältnis 2:1 bewährt.

Bei der Verwendung des puren Öls kann man zwei Tropfen eines ätherischen Öls oder einer Mischung auf die Hände tropfen und auf dem Kopfkissen verreiben.

Wollen Sie ätherische Öle für einen Badezusatz verwenden, gilt für alle Mischungen:

- Für ein Vollbad fünf Tropfen der Ätherisch-Öl-Mischung mit einer halben Tasse Milch, Sahne oder einem Esslöffel Honig mischen und dann dem Badewasser zugeben. Optimale Badedauer: 20 Minuten.
- Bei einem Fußbad insgesamt nur zwei Tropfen der Mischung verwenden.

Hautpflege

Gesichtsreinigung mit Mandelmus

Zutaten (für eine Anwendung):

½ TL Mandelmus

Waschlappen

Handtuch

Anwendung:

Das Mandelmus (aus dem Bioladen) mit einem frischen Löffel entnehmen, in die gewaschene Hand geben, mit etwas Wasser vermengen und die Gesichtshaut damit benetzen. Mit feuchten Händen auf dem Gesicht verteilen. Dann feucht abnehmen, also entweder mit Wasser oder mit einem feuchten-warmen Waschlappen abwaschen. Den Waschlappen bitte danach gut auswaschen und auch das Waschbecken durchspülen.

Gesichtsmaske mit Heilerde

Zutaten:

2 EL Heilerde (äußerlich)

warmes Wasser oder abgekühlter Kamillentee

Schüsselchen, Löffel

Handtuch, Haargummi, Stirnband

Waschlappen

Durchführung:

Für eine Gesichtsmaske zwei Esslöffel Heilerde in ein Schüsselchen füllen, teelöffelweise (!) etwas lauwarmes Wasser oder Kamillentee zugeben und verrühren, bis ein weicher, klümpchenfreier Brei entstanden ist (**Achtung:** wird schnell zu flüssig!). Den Oberkörper mit einem Handtuch abdecken, Haare aus dem Gesicht binden, Hände waschen. Den Heilerdebrei auf das ungeschminkte Gesicht auftragen, dabei Augenbrauen, Augen und Mund aussparen. Professionell wird dies mit einem Kosmetikpinsel gemacht. Je länger man die Maske einwirken lässt, desto trockener wird sie. Grimassen nicht auf der hellen Sofagarnitur oder auf dem Weg ins Bad schneiden, sondern erst dort. Eine ganz angetrocknete Maske kann als Peeling abgerubbelt werden, bei empfindlicher Haut nimmt man die Maske jedoch mit einem feuchten Waschlappen ab.

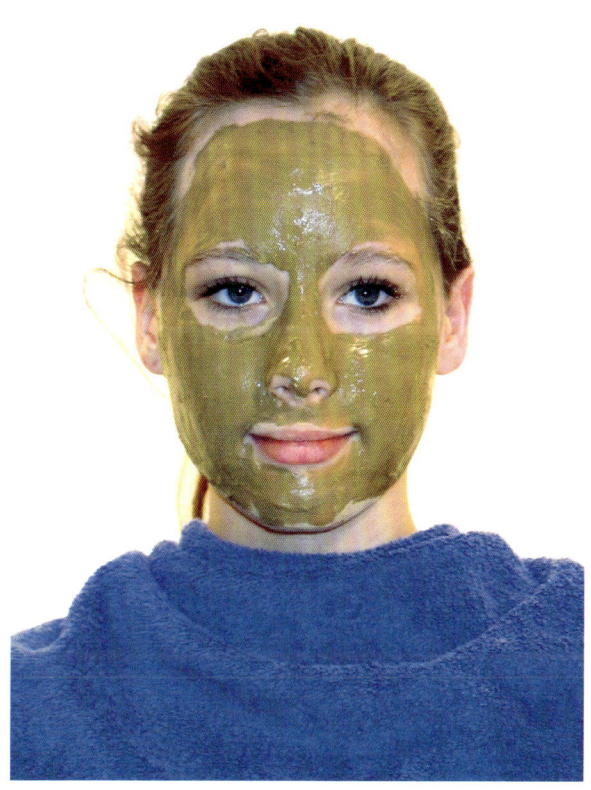

Gesichtsmaske mit Honig und Quark

Achtung: Nicht bei Milcheiweißallergie anwenden!

Zutaten:
2 EL Magerquark (Sahnequark verläuft zu schnell)
1 TL festen Honig
Schüsselchen, Löffel
Handtuch

Durchführung:
Quark und Honig verrühren. Handtuch umlegen. Quark-Honig-Masse dünn auf die Gesichtshaut auftragen, 10–20 Minuten (oder bis die Maske anfängt zu tropfen) einwirken lassen. Der Rest darf aufgegessen werden. Die Maske ist gut nach der Heilerdemaske geeignet.

Gesichtsmaske mit Gurke

Zutaten (für 1 Anwendung):
¼ Salatgurke

Zubereitung:
Gurke schälen und in dünne Scheiben schneiden (dünne Scheiben kleben besser als dicke Scheiben). Auf das Gesicht auftragen.

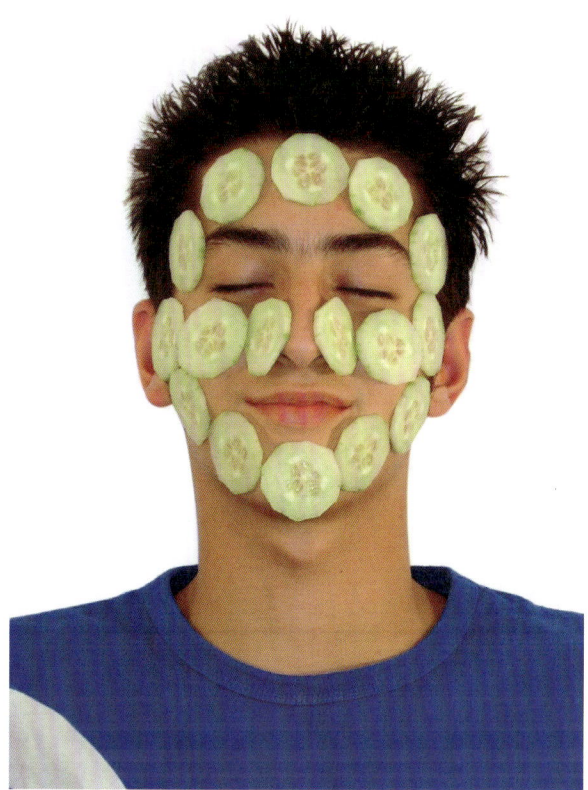

Variante:

Die feuchtigkeitsspendende Wirkung der Gurke kann man auch nutzen und das Gesicht nach den oben beschriebenen Masken einfach mit einer geschälten Gurkenscheibe abreiben.

Die Autoren

Dr. Annette Kerckhoff, BSc Komplementärmedizin und European Master of Health Promotion, Lehrbeauftragte für naturheilkundliche Selbsthilfestrategien, Phytotherapie und Medizingeschichte, ist seit fast zwei Jahrzehnten auf die laienverständliche Vermittlung von Gesundheitswissen und Selbsthilfemaßnahmen für bestimmte Zielgruppen spezialisiert, so z. B. für Patientengruppen, Kinder, Jugendliche, Senioren und Schwangere. Sie hat zahlreiche Ratgeber und Patienteninformationen geschrieben und arbeitet für die Carstens-Stiftung : Natur und Medizin.

Dr. Michael Elies ist seit 1986 in eigener Praxis als Facharzt für Allgemeinmedizin, Naturheilverfahren, Akupunktur und Homöopathie niedergelassen. Praxisschwerpunkt ist die komplementäre Schmerztherapie. Er ist seit 1989 Lehrbeauftragter für Geschichte und Entwicklung der Homöopathie an der Heinrich-Heine-Universität Düsseldorf und seit 1991 Mitglied der Arzneimittelkommission D beim BfArM (früher BGA) Bonn. Dr. Elies ist langjähriger Dozent der Deutschen Ärztegesellschaft für Akupunktur (DÄGfA), von der er 1989 den Dr. Bachmann-Preis erhielt. Er ist Autor zahlreicher Fachbücher und Ratgeber und seit vielen Jahren beratender Arzt von Carstens-Stiftung : Natur und Medizin.

Dr. Dipl. Biol. Marion Eckert ist Fachärztin für Kinder- und Jugendmedizin mit Zusatzbezeichnung Kindergastroenterologie und Ausbildung in Kinderpalliativmedizin am Dr. von Haunerschen Kinderspital. Sie verfügt über das A-Diplom in Akupunktur der DÄGFA und über Zusatzqualifikationen in Psychosomatischer Grundversorgung und Reisemedizin. In den USA lernte Dr. Eckert „massage technician" an

der School of Healing Arts in San Diego und die Kinderhypnosethera-
pie bei Dan Kohen. Dr. Eckert ist in eigener Praxis niedergelassen und
Koordinatorin des Projekts Integrative Pädiatrie der Carstens-Stiftung.

Carstens-Stiftung : Natur und Medizin
Erforschen. Erklären. Erleben

Ob Pflanzenheilkunde, Homöopathie oder Blutegeltherapie – die Komplementärmedizin ist sehr vielseitig.

Wichtig dabei ist, genau zu wissen, welches Therapieverfahren bei welchen Krankheiten helfen kann. Antworten auf Ihre Fragen zur Komplementärmedizin gibt die Carstens-Stiftung : Natur und Medizin. Die Stiftung setzt sich dafür ein, dass Naturheilkunde und Homöopathie in der Medizin stärker verankert werden.

Ihren Auftrag, Forschungsarbeiten zu veröffentlichen und ihre Ergebnisse verständlich aufzubereiten, nimmt die Stiftung sehr ernst. Dazu wurde 1998 der KVC Verlag gegründet und auf diesem Weg ein individuelles Profil für die Veröffentlichungen geschaffen.

Um Forschung zu fördern und Patienten fundiert beraten zu können, ist die Stiftung auf die Unterstützung ihrer Fördermitglieder angewiesen. Eine Mitgliedschaft bei Natur und Medizin e.V. lohnt sich: Schon ab 42 Euro im Jahr erhalten Sie die sechsmal im Jahr erscheinende Mitgliederzeitschrift, ein exklusives Ratgeberangebot und einen Recherche-Service zu individuellen Indikationen und Therapiemöglichkeiten.

Weitere Informationen unter:
Carstens-Stiftung : Natur und Medizin, Am Deimelsberg 36, 45276 Essen,
Tel: 0201/56305 70, www.naturundmedizin.de